Primeros auxilios

avanza editorial

Editado por:
EDITORIAL FAE, S.L.U.
Correo electrónico: editorial@editorialfae.com

Primeros auxilios
Elsa Rubio Dulce

1ª Edición

ISBN: 978-84-1135-376-2

Impreso en España

Índice

U. A. 3. RCP. Conocimiento de la maniobra en adultos y niños

U. A. 1. Aproximación teórica a los primeros auxilios

Introducción

Los primeros auxilios constituyen el conjunto de actuaciones y técnicas inmediatas que se aplican a una persona accidentada o con una enfermedad repentina hasta la llegada de asistencia sanitaria profesional. Su finalidad no es sustituir la atención médica, sino preservar la vida, evitar complicaciones y favorecer la recuperación.

En contextos laborales, sociales y familiares, conocer los principios básicos de actuación ante una emergencia resulta esencial. Las primeras intervenciones realizadas con rapidez, serenidad y seguridad pueden marcar la diferencia entre la vida y la muerte, entre una recuperación completa o la aparición de secuelas graves.

Esta unidad ofrece una aproximación inicial a los conceptos fundamentales de los primeros auxilios, la importancia del derecho a ser atendido, la terminología clínica básica, la valoración del lesionado y los elementos que deben conformar un botiquín. Todo ello constituye la base sobre la que se desarrollarán el resto de contenidos del curso.

Objetivos

- Reconocer la importancia de los primeros auxilios como respuesta inmediata en situaciones de emergencia.
- Identificar el derecho a recibir atención en casos de accidente o enfermedad súbita.
- Manejar la terminología clínica básica, necesaria para comprender las indicaciones y transmitir información clara a profesionales sanitarios.
- Valorar correctamente a una persona lesionada, aplicando las fases de observación y exploración inicial.
- Conocer los elementos esenciales de un botiquín y su adecuada utilización en función de la situación.

1. Introducción a los primeros auxilios

El término primeros auxilios hace referencia al conjunto de actuaciones inmediatas, temporales y limitadas que se aplican a una persona afectada por un accidente o enfermedad súbita, con el fin de mantener sus funciones vitales y reducir riesgos hasta la llegada de asistencia sanitaria profesional.

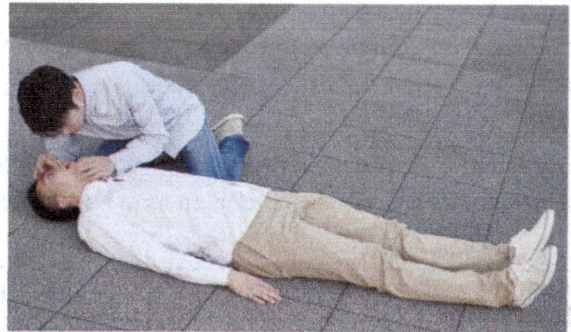

Fig. 1. La rapidez de la intervención, la serenidad del interviniente y la aplicación de técnicas básicas adaptadas a la situación pueden significar la diferencia entre la vida y la muerte, o entre la recuperación sin secuelas y la aparición de complicaciones graves

Antes de entrar en cada aspecto concreto, conviene considerar que los primeros auxilios constituyen un puente entre el momento de la emergencia y la atención médica especializada. No sustituyen la labor sanitaria, pero sí la complementan, garantizando que la persona afectada reciba una atención inicial que preserve su estabilidad y prepare las condiciones para un tratamiento posterior.

Un rasgo esencial de esta materia es que cualquier persona, aunque no sea profesional de la salud, puede intervenir de manera eficaz si cuenta con una formación básica y aplica criterios de actuación seguros. En este sentido, los primeros auxilios son una herramienta ciudadana de protección y solidaridad que refuerza la seguridad colectiva en el ámbito laboral, familiar y social.

Para entender la importancia de los primeros auxilios, se pueden destacar varios aspectos fundamentales que justifican su estudio:

- La elevada frecuencia con que se producen accidentes domésticos, laborales y de tráfico, donde la primera actuación es decisiva.
- La posibilidad de que determinadas patologías súbitas, como un infarto o una crisis convulsiva, requieran una respuesta inmediata antes de la llegada de los servicios sanitarios.
- La necesidad de prevenir el empeoramiento de lesiones aparentemente menores, que podrían agravarse sin una atención inicial adecuada.

Para mostrar de forma sintética la relación entre la función de los primeros auxilios y sus objetivos principales, resulta útil una representación en forma de tabla:

Función de los primeros auxilios	Objetivo principal asociado
Mantener la vida	Preservar funciones vitales (respiración, circulación, conciencia).
Evitar complicaciones	Prevenir que la lesión o enfermedad se agrave.
Favorecer la recuperación	Estabilizar al paciente hasta que reciba atención médica.
Proporcionar apoyo psicológico	Reducir la ansiedad y el miedo en la persona afectada.

Anotación

En los primeros auxilios, tan relevante como el conocimiento técnico es la actitud del interviniente. Mantener la calma, actuar con seguridad y transmitir confianza a la persona afectada son factores que pueden resultar tan decisivos como la aplicación de una maniobra concreta.

1.1. El derecho a ser atendido

El **derecho a ser atendido** en situaciones de emergencia parte de la idea de que toda persona tiene derecho a recibir una ayuda básica, proporcionada y adecuada ante un accidente o enfermedad súbita. Este principio se apoya tanto en fundamentos humanitarios y éticos como en aspectos jurídicos, y constituye la base sobre la que se justifica la formación en primeros auxilios de la población general y de los trabajadores en particular.

Se entiende por **asistencia sanitaria inmediata** la atención rápida, inicial y provisional que se presta a una persona herida o enferma en el mismo lugar donde ocurre el incidente.

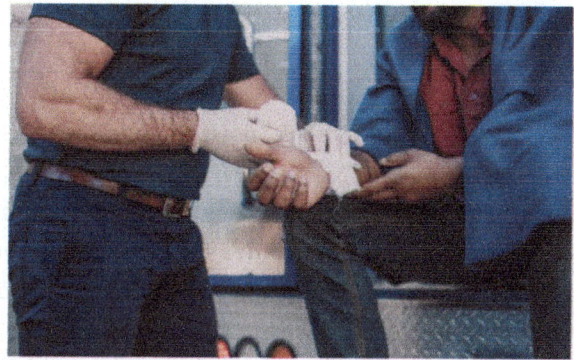

Fig. 2. El propósito de la asistencia sanitaria inmediata es mantener la estabilidad del afectado y evitar complicaciones graves hasta que pueda ser atendido por profesionales sanitarios

Este concepto incluye varios elementos esenciales:

- La **inmediatez**, ya que los primeros minutos tras un accidente son decisivos para la supervivencia y recuperación.
- La **provisionalidad**, puesto que no pretende sustituir la labor médica, sino preparar al paciente para recibirla.
- La **universalidad**, dado que cualquier persona puede necesitar este tipo de atención en algún momento de su vida.

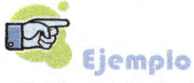
Ejemplo

Ante una persona que pierde el conocimiento en la vía pública, la asistencia sanitaria inmediata consistirá en comprobar si respira, colocarla en posición lateral de seguridad y avisar al 112. Estos gestos básicos garantizan la supervivencia inicial mientras acuden los servicios sanitarios.

El derecho a ser atendido no solo es un principio ético, sino que está respaldado por la legislación vigente. En España, la **obligación de prestar auxilio** se reconoce en el **Código Penal (artículo 195)**, donde se establece que toda persona tiene el deber de socorrer a otra que se halle desamparada y en peligro manifiesto y grave, siempre que ello no suponga un riesgo propio o de terceros.

Este deber legal se articula en dos aspectos fundamentales:

1. **Deber de socorro:**
   - Obliga a cualquier ciudadano a prestar ayuda básica en situaciones de urgencia.
   - No exige realizar maniobras médicas complejas, sino **actuaciones proporcionadas a las capacidades de la persona**: avisar a los servicios de emergencia, proteger a la víctima del entorno peligroso o aplicar medidas sencillas como presionar una herida sangrante.
   - El incumplimiento de este deber puede tener consecuencias penales.

2. **Responsabilidad civil:**
   - Hace referencia a las consecuencias legales derivadas de la actuación.
   - Una persona que interviene de buena fe, aplicando medidas básicas y sin actuar con imprudencia grave, no incurre en responsabilidad.
   - La legislación protege al interviniente frente a reclamaciones si su actuación se ajusta a lo que razonablemente podría hacer cualquier ciudadano en esa situación.

Anotación

Una idea clave en primeros auxilios es que es preferible actuar con sencillez y prudencia a no hacer nada por miedo a equivocarse. La inacción puede ser más perjudicial que una intervención básica bienintencionada.

Para sintetizar la relación entre la obligación ética y la obligación legal de prestar auxilio, se puede presentar la siguiente tabla:

Dimensión	Alcance	Ejemplo
Ética	Principio de solidaridad y respeto a la vida.	Auxiliar a un desconocido herido en la calle.
Legal	Deber de socorro recogido en el Código Penal.	Avisar al 112 y proteger a la víctima hasta que llegue ayuda profesional.

Además del marco legal, los primeros auxilios se sustentan en principios éticos universales que orientan la actuación de cualquier persona que intervenga en una situación de emergencia. Entre ellos destacan dos fundamentales:

- **Solidaridad**: implica la disposición a ayudar a los demás en circunstancias de necesidad. Actuar con solidaridad significa entender que la vida y la seguridad de cualquier persona tienen un valor intrínseco que merece protección, independientemente de quién sea la víctima.
- **Respeto a la dignidad humana**: supone tratar al afectado con consideración, evitando comentarios o conductas que puedan humillarlo, manteniendo su intimidad siempre que sea posible y recordando que, aunque esté inconsciente, sigue siendo un sujeto de derechos.

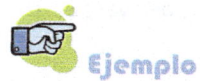
Ejemplo

Si se atiende a una persona accidentada en la vía pública, cubrir su cuerpo con una manta térmica no solo ayuda a evitar la hipotermia, sino que también respeta su intimidad frente a las miradas de los transeúntes.

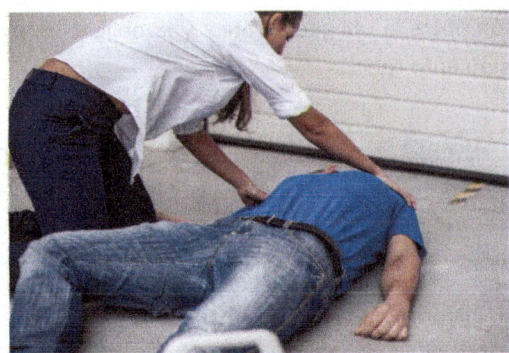

Fig. 3. Es importante subrayar que la ayuda prestada por una persona sin formación médica debe desarrollarse dentro de unos límites claros, que garantizan tanto la seguridad del afectado como la del propio interviniente

Estos límites pueden resumirse en los siguientes aspectos:

- El ciudadano no sanitario no debe realizar procedimientos médicos avanzados (por ejemplo, administrar medicación, suturar heridas o aplicar técnicas invasivas).
- Su intervención debe limitarse a acciones básicas, como colocar en posición lateral de seguridad, detener una hemorragia con presión directa o realizar una RCP básica.
- No debe poner en riesgo su propia seguridad ni la de terceros al intentar auxiliar (por ejemplo, entrar en un edificio en llamas sin equipos de protección).
- Siempre debe dar aviso a los servicios profesionales de emergencias, ya que su actuación es solo temporal.

 Anotación

Actuar más allá de los conocimientos o capacidades personales puede generar consecuencias negativas tanto para la víctima como para el interviniente. La prudencia y el sentido común son la mejor guía.

Los primeros auxilios se caracterizan por dos condiciones esenciales que definen su eficacia: la **rapidez** y la **proporcionalidad**.

- La **rapidez** es fundamental porque muchas emergencias evolucionan en cuestión de minutos. Un paro cardiorrespiratorio, por ejemplo, reduce drásticamente las posibilidades de supervivencia si no se inicia la RCP en los primeros 3-5 minutos.
- La **proporcionalidad** significa que la actuación debe adaptarse a la gravedad de la situación y a los medios disponibles.

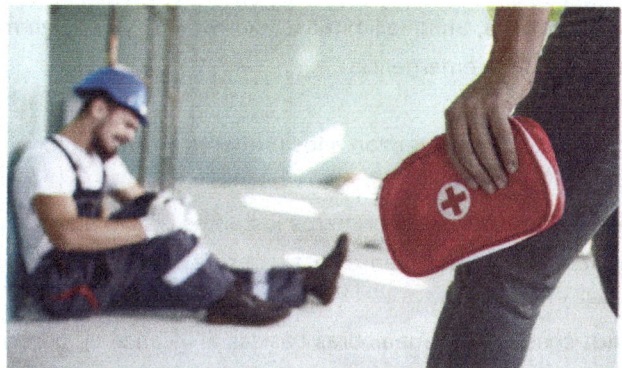

Fig. 4. No se trata de hacer "todo lo posible" de manera improvisada, sino de hacer lo adecuado en el momento oportuno y con los recursos disponibles

Para comprender mejor la relación entre estos dos principios, se puede observar el siguiente ejemplo comparativo:

Situación	Actuación rápida	Actuación proporcional
Persona inconsciente que respira	Colocar inmediatamente en posición lateral de seguridad.	Evitar maniobras innecesarias como intentar reanimar.
Hemorragia abundante	Presionar la herida de forma inmediata.	Usar compresas o gasas limpias, sin aplicar sustancias improvisadas.
Accidente de tráfico	Avisar al 112 en los primeros segundos.	No mover al herido salvo riesgo inminente (fuego, explosión).

Por lo tanto, el derecho a ser atendido se configura como una combinación de aspectos éticos, legales y prácticos. Éticamente, toda persona merece recibir ayuda; legalmente, existe un deber de socorro; y en la práctica, esa ayuda debe prestarse de manera rápida, prudente y proporcionada.

1.2. Conceptos básicos sobre los primeros auxilios

Los primeros auxilios se definen como el conjunto de actuaciones, medidas y cuidados inmediatos que se prestan a una persona accidentada o que sufre una enfermedad repentina, en el mismo lugar donde ocurre el incidente y con los recursos disponibles en ese momento.

El propósito esencial de los primeros auxilios es conservar la vida, evitar el agravamiento de la situación y favorecer la recuperación, hasta que se disponga de asistencia médica profesional. Estas actuaciones, aunque limitadas, son vitales, ya que en muchas ocasiones determinan el desenlace de la emergencia.

Algunos elementos clave que caracterizan a los primeros auxilios son:

- **Inmediatez**: se aplican en los primeros instantes tras la emergencia.
- **Provisionalidad**: no sustituyen a la asistencia médica profesional, sino que la complementan.
- **Simplicidad**: consisten en maniobras básicas al alcance de personas no sanitarias con formación adecuada.
- **Universalidad**: cualquier persona puede ser tanto receptora como prestadora de primeros auxilios.

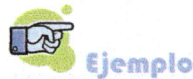
Ejemplo

Colocar a una persona inconsciente en posición lateral de seguridad es un primer auxilio sencillo que mantiene las vías respiratorias libres hasta la llegada de los profesionales.

Aunque los tres conceptos están relacionados en la cadena asistencial, presentan claras diferencias en cuanto a objetivos, medios y profesionales implicados. Para comprender mejor sus particularidades, conviene analizarlos comparativamente.

- Los **primeros auxilios** son medidas inmediatas realizadas por cualquier persona entrenada en técnicas básicas, aplicadas en el lugar de la emergencia y con medios limitados (botiquín, recursos del entorno).

- La **atención sanitaria básica** corresponde a profesionales de la salud (médicos, enfermeros, técnicos en emergencias sanitarias) y se presta generalmente a través de los **servicios de emergencias extrahospitalarias** (ambulancias, centros de salud). Incluye técnicas diagnósticas iniciales, administración de medicamentos y cuidados más avanzados.

- La **atención hospitalaria** se desarrolla en un centro sanitario con los medios técnicos y humanos especializados para el diagnóstico completo, el tratamiento integral y la rehabilitación.

Para visualizar mejor estas diferencias, se presenta la siguiente tabla comparativa:

Nivel de atención	Quién la realiza	Lugar de aplicación	Medios disponibles	Objetivo principal
Primeros auxilios	Cualquier persona con formación básica	Lugar del accidente o suceso	Botiquín, recursos inmediatos	Mantener vida, evitar complicaciones
Atención sanitaria básica	Profesionales sanitarios y técnicos de emergencias	Ambulancias, centros de salud, servicios móviles	Medicación, oxigenoterapia, monitorización básica	Estabilizar y preparar al paciente para traslado
Atención hospitalaria	Personal médico y de enfermería especializado	Hospitales, clínicas	Quirófanos, UCI, pruebas diagnósticas	Diagnóstico, tratamiento definitivo y rehabilitación

Anotación

Los primeros auxilios constituyen el primer eslabón de la cadena de supervivencia, y su correcta aplicación influye directamente en el éxito de la atención sanitaria posterior.

La finalidad de los primeros auxilios se concreta en una serie de objetivos fundamentales que orientan toda actuación en situaciones de emergencia. Estos pueden resumirse en cuatro:

- **Preservar la vida**: el objetivo prioritario es mantener las funciones vitales básicas (respiración, circulación y conciencia). Cualquier actuación debe estar dirigida a que la persona siga con vida hasta la llegada de ayuda profesional.
- **Evitar complicaciones**: las lesiones iniciales pueden empeorar si no se actúa de manera adecuada. Por ejemplo, una hemorragia abundante sin control puede causar un shock hipovolémico. El socorrista debe impedir que la situación se agrave.
- **Aliviar el dolor**: aunque no siempre es posible eliminarlo por completo, sí se pueden adoptar medidas sencillas que lo reduzcan, como colocar al herido en una postura cómoda o inmovilizar una extremidad lesionada.
- **Favorecer la recuperación**: los cuidados iniciales deben contribuir a que la persona llegue en mejores condiciones al centro sanitario, lo que incrementa las posibilidades de una recuperación sin secuelas.

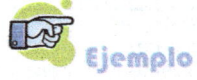
Ejemplo

Ante una fractura de brazo, inmovilizar el miembro con una férula improvisada no solo reduce el dolor, sino que evita que la lesión se agrave durante el traslado.

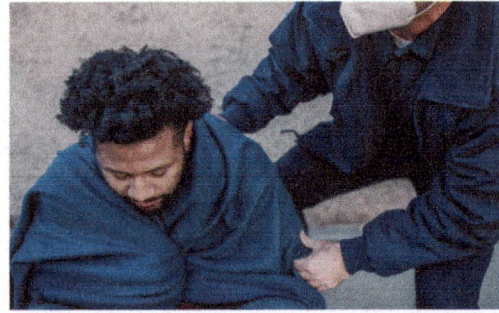

Fig. 5. Para garantizar una intervención eficaz y segura en primeros auxilios, se aplica un protocolo sencillo conocido como conducta PAS, cuyas siglas significan Proteger, Avisar, Socorrer

Este esquema marca el orden de actuación y evita errores frecuentes derivados de la improvisación:

1. **Proteger:**
   o Antes de actuar, es esencial asegurar el lugar del accidente.
   o Se debe comprobar que no existan riesgos para la víctima, para el socorrista ni para terceras personas (fuego, tráfico, electricidad).
   o Un socorrista herido se convierte en otra víctima, por lo que la autoprotección es prioritaria.
2. **Avisar:**
   o Contactar de inmediato con los servicios de emergencia (112 en la Unión Europea).
   o Es importante proporcionar información clara: ubicación exacta, tipo de accidente, número de heridos, estado aparente de las víctimas y riesgos presentes.
   o Este paso asegura que la ayuda profesional llegue lo antes posible.
3. **Socorrer:**
   o Una vez garantizada la seguridad y dado el aviso, se procede a prestar los primeros auxilios.
   o Se actúa según los conocimientos y recursos disponibles, aplicando medidas básicas como control de hemorragias, posición lateral de seguridad o RCP.

Anotación

Saltarse el orden de la conducta PAS puede poner en riesgo tanto al socorrista como a la víctima. Primero se protege, luego se avisa y solo después se socorre.

En la cadena de atención a una emergencia intervienen distintos actores, y es importante diferenciar las responsabilidades del socorrista ocasional frente a las del personal sanitario.

- El **socorrista ocasional** es cualquier ciudadano que, con una formación básica en primeros auxilios, presta ayuda inicial hasta la llegada de profesionales.

Su papel consiste en mantener las funciones vitales, aplicar medidas sencillas y transmitir información a los equipos de emergencia.

No puede ni debe realizar procedimientos médicos avanzados, ni administrar fármacos salvo excepciones legales muy concretas.

- El **personal sanitario** dispone de formación, medios y autorización legal para aplicar tratamientos más complejos, como la administración de medicamentos, técnicas invasivas o procedimientos quirúrgicos.

Su función comienza en la atención extrahospitalaria (ambulancias, centros de salud) y continúa en hospitales.

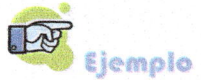

Ante un paro cardiorrespiratorio, el socorrista ocasional inicia una RCP básica mientras el personal sanitario, a su llegada, aplica técnicas avanzadas como desfibrilación o intubación endotraqueal.

1.3. Terminología clínica

En una situación de emergencia, la comunicación clara y precisa es tan importante como la actuación práctica.

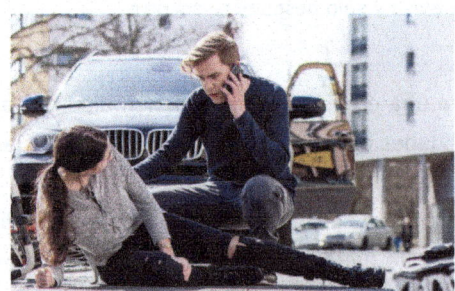

Fig. 6. La persona que presta los primeros auxilios debe ser capaz de describir lo que observa utilizando un lenguaje común que evite confusiones

El uso de terminología clínica básica permite:

- **Transmitir información fiable** a los servicios de emergencia, lo que facilita que lleguen con una idea previa de la situación.
- **Reducir errores** en la comprensión de lo que está ocurriendo, evitando malentendidos.
- **Estandarizar la observación**, de modo que lo que un socorrista describe como "inconsciente y sin respiración" tenga el mismo significado para el personal sanitario en cualquier contexto.

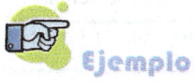

Ejemplo

Si un socorrista describe por teléfono al 112 que la persona "está desmayada" puede dar lugar a dudas, mientras que decir "está inconsciente, no responde a estímulos y no respira" proporciona datos clínicos útiles para priorizar el envío de una ambulancia medicalizada.

Para actuar y comunicarse con eficacia, resulta necesario manejar un conjunto de **términos clínicos básicos**. Estos conceptos forman parte del lenguaje habitual en emergencias y permiten describir con precisión el estado de la víctima:

- **Conciencia**: capacidad de la persona para percibir el entorno, responder a estímulos y mantener un estado de alerta.
- **Pulso**: latido arterial perceptible con los dedos, que indica la frecuencia y la calidad de la circulación sanguínea.
- **Respiración**: entrada y salida de aire de los pulmones, observada por el movimiento torácico, el sonido del aire o la sensación en la mejilla del socorrista.
- **Presión arterial**: fuerza ejercida por la sangre contra las paredes de las arterias. En primeros auxilios, lo importante no es medirla con exactitud, sino reconocer signos de presión baja (mareo, palidez, pulso débil) o alta (cefalea, sangrado nasal).
- **Traumatismo**: lesión producida por un agente externo (golpe, caída, impacto). Puede afectar a huesos, músculos, órganos internos o piel.

- **Shock**: estado crítico en el que el organismo no recibe suficiente oxígeno debido a una alteración circulatoria grave. Se manifiesta por palidez, sudor frío, pulso débil y alteración de la conciencia.

Para visualizar mejor el vocabulario, se puede organizar en una tabla explicativa:

Término	Definición breve	Observación en primeros auxilios
Conciencia	Estado de alerta y respuesta a estímulos.	Preguntar a la persona, agitar suavemente el hombro.
Pulso	Latido de una arteria por el paso de sangre.	Palpar arteria carótida o radial.
Respiración	Movimiento de aire hacia y desde los pulmones.	Observar tórax, escuchar o sentir el aire.
Presión arterial	Fuerza de la sangre sobre arterias.	Detectar signos indirectos (mareo, palidez, debilidad).
Traumatismo	Lesión producida por un golpe o accidente.	Evaluar zona afectada, inmovilizar si es grave.
Shock	Estado de falta de oxígeno en los tejidos.	Palidez, sudor frío, pulso débil, confusión.

Anotación

En primeros auxilios no siempre se dispone de instrumentos médicos, por lo que la observación clínica básica es la herramienta más valiosa para describir el estado del paciente.

En la comunicación clínica es esencial distinguir entre **signos** y **síntomas**, ya que representan dos formas distintas de manifestación de una alteración en la salud:

- **Signos**: son manifestaciones **objetivas**, que pueden ser observadas o medidas por cualquier persona. Ejemplos: sangrado, fiebre, palidez, convulsiones, falta de respiración.
- **Síntomas**: son manifestaciones **subjetivas**, que solo puede describir la persona afectada porque dependen de su percepción. Ejemplos: dolor, mareo, náuseas, visión borrosa.

Para facilitar la diferenciación, se puede presentar en la siguiente tabla:

Tipo	Característica	Ejemplo
Signo	Objetivo, verificable por observación externa.	Hemorragia, pérdida de conciencia, fractura visible.
Síntoma	Subjetivo, solo lo refiere la persona afectada.	Dolor abdominal, sensación de fatiga, mareo.

Anotación

En primeros auxilios, los signos son prioritarios porque permiten una actuación inmediata, mientras que los síntomas enriquecen la información y ayudan a orientar la valoración inicial.

Una parte fundamental de la labor del socorrista es **comunicar correctamente** lo que ha observado y hecho a los profesionales sanitarios cuando llegan al lugar de la emergencia.

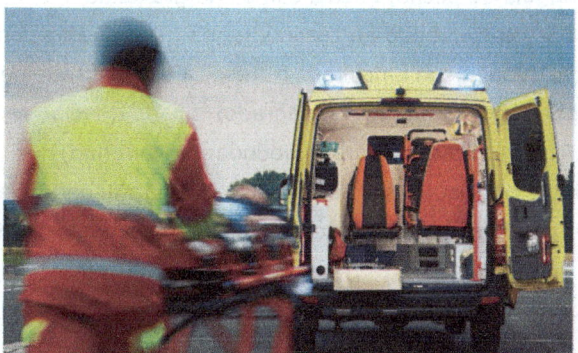

Fig. 7. Una transmisión imprecisa puede retrasar la atención o inducir errores en el diagnóstico

La transmisión de información debe seguir tres principios:

1. **Claridad**: describir lo ocurrido con un lenguaje sencillo y directo.
2. **Precisión**: especificar qué signos se han observado y qué síntomas refirió la víctima.
3. **Secuencia lógica**: relatar los hechos en orden (qué sucedió, qué se observó primero, qué medidas se aplicaron).

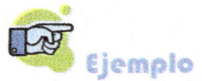

Ejemplo

Se describe un ejemplo práctico de comunicación correcta al 112:

"Varón de unos 50 años, inconsciente tras desplomarse en la calle. No responde a estímulos, respira con dificultad y presenta sudor frío. Se ha colocado en posición lateral de seguridad y estamos esperando asistencia."

El desconocimiento de la terminología clínica básica puede dar lugar a errores en la descripción de la situación, lo que complica la respuesta sanitaria. Algunos de los errores más comunes son:

- Confundir inconsciencia con sueño o "desmayo": una persona inconsciente no responde a estímulos, mientras que una dormida sí puede reaccionar.
- Usar "ataque al corazón" de manera inespecífica: puede referirse tanto a un infarto como a una angina de pecho, lo cual cambia la gravedad.
- Describir "no respira" cuando en realidad sí hay una respiración débil o irregular: es mejor decir "respira con dificultad" o "respira entrecortadamente".
- Llamar "hemorragia" a cualquier sangrado, sin diferenciar si es leve (pequeña herida superficial) o grave (sangrado abundante, continuo).
- Emplear términos coloquiales ("está malo", "se ha quedado blanco") en lugar de descripciones objetivas como "presenta palidez" o "sudoración abundante".

Anotación

Evitar el uso de expresiones ambiguas y emplear un vocabulario clínico básico y estandarizado mejora la eficacia de la comunicación con los servicios sanitarios.

1.4. Valoración del lesionado

La **valoración del lesionado** es el proceso sistemático mediante el cual se examina a la persona afectada en una emergencia, con el objetivo de detectar alteraciones vitales, identificar lesiones y establecer prioridades de actuación. Constituye la base de todo procedimiento de primeros auxilios, ya que permite decidir de manera rápida y ordenada qué hacer en los primeros minutos críticos.

Antes de acercarse a la persona lesionada, se deben cumplir dos principios esenciales:

- **Seguridad del lugar**: el entorno donde ha ocurrido la emergencia puede suponer riesgos adicionales (tráfico, fuego, electricidad, sustancias químicas). El socorrista debe evaluar la escena y, si es necesario, señalizar, pedir ayuda o retirar peligros antes de iniciar la exploración.
- **Seguridad del socorrista**: el auxiliar nunca debe exponerse a un riesgo que pueda convertirlo en una víctima más. La autoprotección (chaleco reflectante, guantes, mascarilla) es prioritaria.

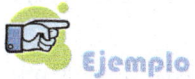
Ejemplo

En un accidente de tráfico, no se debe atender a un herido en medio de la calzada sin antes señalizar con triángulos y chaleco, ya que la prioridad es evitar atropellos adicionales.

La **valoración primaria** consiste en una exploración rápida para identificar y atender situaciones que comprometen de manera inmediata la vida de la víctima. Se basa en el protocolo **ABC** (Airway, Breathing, Circulation).

1. **Estado de conciencia:**
   - Comprobar si la persona responde a estímulos verbales ("¿me escucha?") o físicos (agitar suavemente el hombro).
   - Si no hay respuesta, se considera inconsciente y se debe activar de inmediato el sistema de emergencias.

2. **Respiración (Airway y Breathing):**
   o Abrir la vía aérea (maniobra frente-mentón o tracción mandibular en caso de sospecha de lesión cervical).
   o Valorar si respira: observar el movimiento del tórax, escuchar ruidos respiratorios y sentir el aire durante 10 segundos.

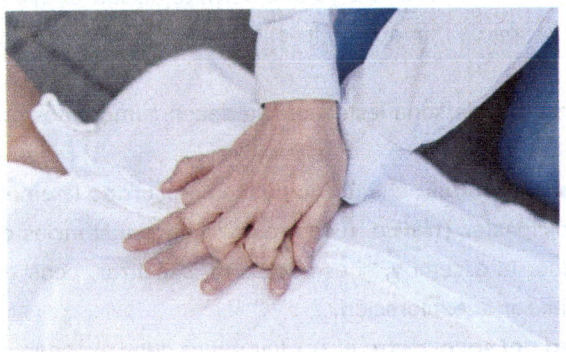

Fig. 8. Si no respira, iniciar de inmediato RCP

3. **Circulación (Circulation):**
   o Valorar signos de circulación: color de piel, pulso carotídeo, presencia de hemorragias graves.
   o Si existe hemorragia abundante, debe controlarse de inmediato mediante presión directa.

Anotación

La valoración primaria se centra exclusivamente en funciones vitales y debe realizarse en menos de un minuto, ya que su objetivo es detectar situaciones de riesgo inminente de muerte.

Una vez aseguradas las funciones vitales en la valoración primaria, se procede a una valoración secundaria más detallada, que consiste en un examen físico completo del lesionado, siguiendo un orden sistemático de cabeza a pies.

Los pasos habituales incluyen:

- **Cabeza y cuello**: comprobar heridas, sangrado, deformidades, signos de traumatismo craneal (pupilas desiguales, líquido en oídos o nariz).
- **Tórax**: observar la respiración, buscar dolor al palpar, comprobar la simetría en la expansión del pecho.
- **Abdomen**: valorar la rigidez, dolor o presencia de heridas abiertas.
- **Extremidades**: revisar huesos y articulaciones, comprobar si hay fracturas, deformidades o pérdida de movilidad.
- **Columna vertebral y espalda**: si es posible, explorar palpando suavemente en busca de dolor o irregularidades, evitando mover innecesariamente al paciente.

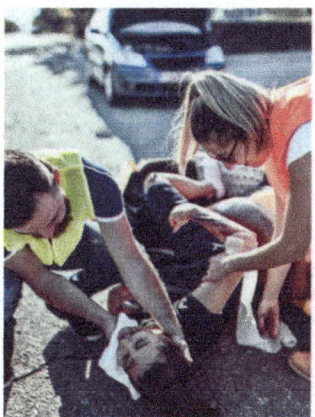

Fig. 9. Además del examen físico, en la valoración secundaria se incluyen preguntas al lesionado si está consciente (qué pasó, dónde duele, si toma medicación, alergias, antecedentes médicos)

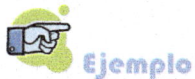 Ejemplo

Tras estabilizar a una persona atropellada y comprobar que respira, el socorrista observa que tiene una pierna deformada (fractura) y sangrado moderado en la frente. Gracias a la exploración secundaria, puede inmovilizar la extremidad y cubrir la herida mientras espera la ambulancia.

Durante la valoración secundaria, el socorrista puede emplear tres técnicas sencillas de exploración, adaptadas a su nivel no sanitario:

- **Inspección**: consiste en observar visualmente al lesionado para detectar signos externos (heridas, deformidades, sangrado, coloración de la piel, movimientos respiratorios). Requiere prestar atención a los detalles y comparar ambos lados del cuerpo (simetría).
- **Palpación**: implica utilizar las manos para explorar suavemente en busca de dolor, calor, hinchazón o irregularidades. Se aplica con especial cuidado en zonas como el abdomen o las extremidades, siempre preguntando al lesionado si siente molestias.
- **Auscultación básica**: aunque no se disponga de fonendoscopio, el socorrista puede escuchar ruidos respiratorios o cardíacos de forma aproximada colocando el oído cerca del tórax o la boca de la víctima. También se incluye percibir sonidos anormales (jadeo, ronquido, gorgoteo).

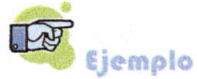

Ejemplo

En una caída con golpe en el pecho, la inspección puede mostrar dificultad respiratoria, la palpación dolor localizado en una costilla y la auscultación básica un ruido anómalo al respirar, orientando al socorrista a mantener al paciente inmóvil hasta la llegada de ayuda.

Cuando se enfrentan **varias víctimas** en una emergencia (accidente de tráfico, catástrofe), el socorrista debe aplicar un criterio de **triaje básico**. Este sistema permite clasificar a los lesionados según la urgencia de la atención, destinando primero los recursos limitados a quienes más lo necesitan.

En primeros auxilios, el triaje puede simplificarse en tres categorías:

Categoría	Color habitual	Criterio	Ejemplo
Urgente	Rojo	Riesgo vital inmediato. Requiere atención prioritaria.	Persona inconsciente que no respira.
Menos urgente	Amarillo	Lesión grave pero estable, puede esperar sin riesgo inmediato.	Fractura de pierna sin hemorragia masiva.
Leve	Verde	Lesiones menores que permiten demorar la atención.	Herida superficial en el brazo.

 Anotación

El triaje no significa desatender a nadie, sino organizar la atención para salvar el mayor número de vidas posibles.

El aspecto emocional del socorrista es tan relevante como las técnicas aplicadas. Una exploración eficaz requiere **calma, serenidad y autocontrol**, incluso en situaciones de gran tensión.

La pérdida de control emocional puede traducirse en:

- Bloqueo y parálisis que impidan actuar.
- Actuaciones precipitadas o peligrosas.
- Transmisión de nerviosismo a la víctima y a los presentes.

Por el contrario, un socorrista que mantiene la calma consigue:

- Transmitir seguridad y confianza a la persona atendida.
- Favorecer la colaboración de terceros (otros testigos).
- Tomar decisiones más acertadas y ordenadas.

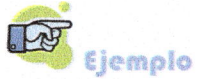
Ejemplo

En un accidente de tráfico, un socorrista nervioso puede mover bruscamente a una víctima con posible lesión cervical. Un socorrista sereno inmoviliza la cabeza con sus manos y espera a los profesionales, evitando un daño irreversible.

1.5. El botiquín

El botiquín de primeros auxilios es el conjunto organizado de materiales y recursos básicos destinados a proporcionar atención inmediata en caso de accidente o emergencia. Su finalidad principal no es sustituir a los servicios sanitarios, sino facilitar una intervención inicial rápida, eficaz y segura, que permita:

- **Tratar pequeñas lesiones** (cortes, rozaduras, picaduras, quemaduras leves).
- **Contener situaciones potencialmente graves** (hemorragias, fracturas, crisis repentinas) hasta la llegada de profesionales.
- **Prevenir complicaciones** derivadas de heridas abiertas o infecciones.
- **Aportar seguridad** en entornos donde el riesgo de accidente es mayor (trabajo, escuela, deporte, transporte).

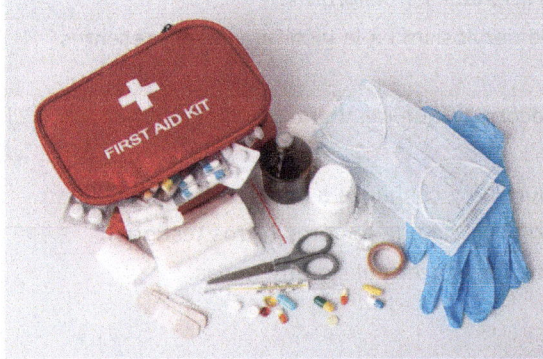

Fig. 10. Un botiquín bien equipado y accesible puede marcar la diferencia entre una asistencia eficaz y una atención deficiente

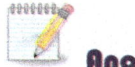

Anotación

Tan importante como disponer de un botiquín es mantenerlo actualizado, revisando fechas de caducidad, reponiendo materiales utilizados y garantizando que se encuentre en un lugar visible y de fácil acceso.

El contenido y la organización de un botiquín deben adaptarse al contexto donde se emplea, ya que los riesgos y necesidades no son iguales en un hogar, en una empresa o en un centro sanitario.

1. **Botiquín doméstico:**
   o Pensado para atender accidentes menores en el hogar (heridas superficiales, quemaduras leves, golpes).
   o Su contenido suele ser básico: gasas estériles, vendas, esparadrapo, tijeras, termómetro, guantes y desinfectantes.
   o Debe colocarse en un lugar accesible, seco y conocido por todos los miembros de la familia.
2. **Botiquín laboral:**
   o Obligatorio en centros de trabajo según la normativa de prevención de riesgos laborales.
   o Se adapta a la actividad de la empresa: no es igual un botiquín de oficina que el de una obra de construcción.
   o Incluye, además de material básico, elementos como férulas para inmovilizar, collares cervicales, manta térmica y soluciones para lavado ocular en entornos con riesgo químico.
   o Debe estar claramente señalizado, revisado periódicamente y bajo la responsabilidad de la persona designada en el plan de emergencias.
3. **Botiquín profesional o sanitario:**
   o Utilizado por personal de emergencias y centros médicos.
   o Contiene material avanzado: desfibrilador, aspirador de secreciones, oxigenoterapia, jeringas, medicación de urgencia.
   o Su uso requiere formación específica y autorización sanitaria.

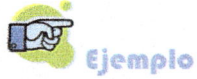

Ejemplo

Un corte en la mano al cocinar puede tratarse en casa con el botiquín doméstico; una caída en una fábrica que provoca fractura de pierna requerirá inmovilización con material del botiquín laboral; y un paro cardiaco en vía pública puede necesitar un desfibrilador del botiquín profesional de una ambulancia.

Todo botiquín debe contener una serie de materiales considerados imprescindibles para la atención de pequeñas lesiones y el control inicial de heridas. Entre ellos destacan:

- **Gasas estériles**: se utilizan para limpiar heridas, absorber sangre o cubrir lesiones abiertas.

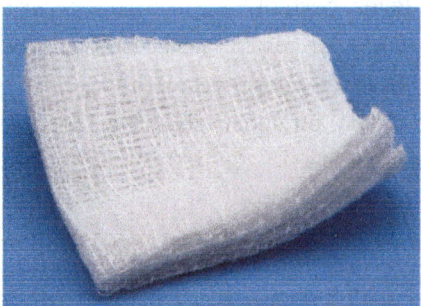

Fig. 11. La ventaja de las gasas sobre el algodón es que no deja restos en la herida

- **Vendas**: sirven para fijar apósitos, realizar compresiones en hemorragias o inmovilizar zonas lesionadas. Pueden ser elásticas, de gasa o de crepé.
- **Esparadrapo**: material adhesivo para fijar gasas y vendajes. Conviene disponer de versiones hipoalergénicas para pieles sensibles.
- **Antisépticos**: como povidona yodada o clorhexidina, empleados para limpiar heridas y prevenir infecciones.
- **Guantes desechables**: esenciales para proteger tanto al socorrista como al lesionado, evitando el contacto directo con sangre o fluidos.

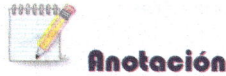

Anotación

El uso de alcohol o agua oxigenada debe ser limitado, ya que no son los antisépticos más recomendados para la desinfección de heridas abiertas (pueden irritar el tejido). Se prefieren soluciones más seguras como la clorhexidina.

En contextos laborales o profesionales, además del material de curas, el botiquín suele incorporar **recursos adicionales** que permiten manejar emergencias más graves:

- **Férulas rígidas o hinchables**: para inmovilizar fracturas o esguinces.
- **Collarín cervical**: utilizado en caso de sospecha de lesión en cuello o columna.
- **Manta térmica**: ligera y eficaz para prevenir la hipotermia en accidentados.
- **Mascarilla de RCP con válvula**: protege al socorrista durante la ventilación boca a boca.
- **Compresas de frío instantáneo**: útiles para reducir inflamaciones en golpes o esguinces.
- **Tijeras de punta roma**: para cortar ropa y facilitar el acceso a la zona lesionada.

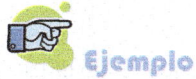

Ejemplo

En una caída de bicicleta con fractura de muñeca, las gasas y vendas permiten cubrir la herida, mientras que una férula rígida mantiene el hueso inmovilizado hasta la llegada de ayuda médica.

Disponer de un botiquín no garantiza su eficacia si los materiales no se encuentran en buen estado de conservación. Para ello, se deben aplicar normas básicas de control:

- **Revisión periódica**: comprobar cada cierto tiempo que el material está completo, en condiciones óptimas y no caducado.
- **Control de caducidad**: productos como antisépticos, soluciones o medicamentos (si los hubiera) pierden eficacia tras su fecha límite. Es necesario reponerlos antes de que caduquen.

- **Almacenamiento adecuado**: mantener el botiquín en un lugar fresco, seco y protegido de la luz directa, para evitar deterioro del material.
- **Reemplazo tras el uso**: cada vez que se utilice algún elemento (gasas, vendas, guantes), debe reponerse de inmediato.
- **Orden interno**: los materiales deben estar organizados para permitir un acceso rápido en situaciones de urgencia.

Anotación

Un botiquín incompleto, con material caducado o desordenado puede resultar tan inútil como no tener ninguno. Su mantenimiento es una responsabilidad continua, no un hecho puntual.

Para que un botiquín cumpla su función, no basta con que esté bien equipado; también es necesario que se encuentre **en el lugar adecuado y claramente identificado**. Existen varios aspectos clave que garantizan su utilidad en una emergencia:

- **Ubicación estratégica**: debe situarse en un lugar fijo, conocido por todos y cercano a las zonas de mayor riesgo de accidente (cocinas, talleres, áreas de producción).
- **Accesibilidad inmediata**: no debe estar guardado bajo llave ni en lugares de difícil acceso. La rapidez en alcanzarlo es decisiva en situaciones críticas.
- **Señalización visible**: es obligatorio en entornos laborales y recomendable en hogares o centros públicos. Se utiliza el símbolo internacional de primeros auxilios: una cruz blanca o verde sobre fondo verde.
- **Cantidad adecuada**: en centros de trabajo o instituciones con varias plantas o áreas extensas, puede ser necesario disponer de más de un botiquín, distribuidos de forma proporcional.

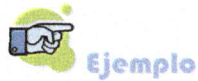

Ejemplo

En una escuela, es insuficiente tener un solo botiquín en la dirección. Resulta más eficaz instalar uno en el gimnasio, otro en el comedor y otro en la entrada principal, todos señalizados con el símbolo de primeros auxilios.

Un botiquín solo será eficaz si se mantiene completo y actualizado. Por ello, debe establecerse una responsabilidad clara de supervisión:

- **Persona responsable**: en el ámbito laboral, el plan de prevención designa a una persona (generalmente del servicio de prevención o primeros auxilios) encargada de revisar el botiquín. En el entorno doméstico, la responsabilidad recae en los adultos de la familia.
- **Periodicidad de la revisión**: como norma general, debe revisarse cada tres meses, aunque en entornos de alto riesgo se recomienda una revisión mensual.
- **Reposición tras cada uso**: cualquier material consumido (gasas, vendas, guantes) debe reponerse inmediatamente.
- **Control de caducidad**: los productos antisépticos y medicamentos (si se incluyen) deben sustituirse al alcanzar la fecha límite.
- **Registro de control**: en empresas e instituciones, conviene mantener un pequeño registro escrito que indique la fecha de revisión, el estado del botiquín y la firma del responsable.

Recuerda

La responsabilidad compartida es clave. Todos los trabajadores deben saber dónde está el botiquín, pero una sola persona debe tener asignada la función de control y reposición para evitar descuidos.

Resumen

Los primeros auxilios constituyen el conjunto de actuaciones inmediatas y temporales que se aplican a una persona accidentada o con una enfermedad repentina hasta la llegada de asistencia profesional. Su finalidad principal es preservar la vida, evitar complicaciones, aliviar el dolor y favorecer la recuperación. Se trata de intervenciones sencillas pero cruciales, que no sustituyen la atención médica, sino que actúan como puente hasta recibirla.

Todo individuo tiene el derecho a ser atendido en una situación de emergencia. Este principio se fundamenta en valores éticos como la solidaridad y el respeto a la dignidad humana, y también en un marco legal: el Código Penal español establece el deber de socorro, que obliga a prestar ayuda básica siempre que no exista riesgo para quien interviene o para terceros. El ciudadano no sanitario debe limitar su actuación a medidas seguras y proporcionadas, recordando que una intervención rápida y prudente puede marcar la diferencia entre la vida y la muerte.

Los primeros auxilios se distinguen claramente de la atención sanitaria básica y de la hospitalaria. Mientras que los primeros auxilios se realizan en el mismo lugar del accidente con recursos limitados, la atención básica la prestan profesionales en ambulancias o centros de salud, y la hospitalaria corresponde a la fase más avanzada de diagnóstico y tratamiento en centros especializados.

Para actuar correctamente en emergencias se siguen los principios básicos de la conducta PAS: primero Proteger el lugar para evitar nuevos riesgos, después Avisar a los servicios de emergencia, y finalmente Socorrer al afectado con los conocimientos y medios disponibles. Esta secuencia garantiza seguridad, coordinación y eficacia en la intervención.

El uso de una terminología clínica básica es fundamental para describir con claridad lo que ocurre. Términos como conciencia, pulso, respiración, traumatismo o shock permiten transmitir información precisa a los profesionales sanitarios. Es importante diferenciar entre signos, que son manifestaciones objetivas observables (sangrado, convulsiones), y síntomas, que son percepciones subjetivas referidas por la víctima (dolor, mareo). Una comunicación clara y sin errores terminológicos agiliza la respuesta médica.

La valoración del lesionado es un proceso clave que comienza con la seguridad del lugar y del socorrista. La valoración primaria se centra en comprobar conciencia, respiración y circulación, ya que son las funciones vitales prioritarias. Posteriormente se realiza una valoración secundaria, que implica un examen físico completo de la cabeza a los pies para detectar lesiones adicionales. Para ello, el socorrista utiliza técnicas sencillas como la inspección (observar), la palpación (explorar con las manos) y la auscultación básica (escuchar la respiración o sonidos anómalos). En emergencias con múltiples víctimas se aplica el triaje, que permite priorizar la atención según la gravedad.

El botiquín de primeros auxilios es un recurso esencial que debe estar disponible en hogares, empresas y centros públicos. Su finalidad es proporcionar materiales para curas básicas, controlar hemorragias y atender lesiones iniciales. Según el contexto, puede clasificarse en doméstico (para accidentes leves en el hogar), laboral (adaptado a los riesgos de la actividad) y profesional (con equipamiento avanzado, usado por sanitarios). Entre sus elementos básicos se incluyen gasas, vendas, esparadrapo, antisépticos y guantes, a los que se pueden añadir férulas, collarines o manta térmica en entornos de mayor riesgo. La eficacia del botiquín depende de su conservación adecuada, revisión periódica y reposición tras cada uso, así como de su correcta ubicación, accesibilidad y señalización.

Glosario

ABC

Siglas en inglés de *Airway, Breathing, Circulation* (vía aérea, respiración y circulación). Protocolo que guía la valoración primaria en primeros auxilios.

Antiséptico

Sustancia que destruye o inhibe el crecimiento de microorganismos en tejidos vivos. Ejemplo: clorhexidina o povidona yodada.

Botiquín

Conjunto de materiales básicos y organizados para atender emergencias menores o estabilizar a una persona hasta la llegada de ayuda profesional.

Conducta PAS

Protocolo de actuación en emergencias: Proteger, Avisar y Socorrer.

Conciencia

Estado de alerta de una persona, que se valora comprobando si responde a estímulos verbales o físicos.

Esparadrapo

Material adhesivo usado para fijar gasas o vendajes. Puede ser normal o hipoalergénico.

Férula

Dispositivo rígido o semirrígido utilizado para inmovilizar una parte del cuerpo en caso de fractura o lesión.

Gasas estériles

Paños pequeños y porosos que se utilizan para cubrir, limpiar o proteger heridas, evitando infecciones.

Guantes desechables

Elemento de protección personal que evita el contacto directo con sangre o fluidos corporales.

Inconsciencia

Estado en el que la persona no responde a estímulos, lo que indica una alteración grave del sistema nervioso o de la función vital.

Inspección

Técnica de exploración que consiste en observar visualmente al lesionado para detectar signos externos.

Palpación

Técnica de exploración en la que se utilizan las manos para detectar dolor, inflamación o irregularidades en el cuerpo de la víctima.

Primeros auxilios

Conjunto de actuaciones inmediatas y limitadas que se realizan en una emergencia para preservar la vida, evitar complicaciones y favorecer la recuperación hasta la llegada de profesionales.

Pulso

Latido rítmico de las arterias producido por la contracción del corazón, perceptible en puntos como la muñeca (radial) o el cuello (carótida).

Respiración

Entrada y salida de aire de los pulmones. Su ausencia o dificultad requiere actuación inmediata.

Shock

Estado grave en el que los tejidos no reciben suficiente oxígeno debido a problemas circulatorios. Puede producir palidez, sudor frío, pulso débil y confusión.

Signo

Manifestación objetiva de una alteración, observable o medible por cualquier persona (ejemplo: sangrado, fiebre).

Síntoma

Manifestación subjetiva que solo puede describir la persona afectada (ejemplo: dolor, mareo, visión borrosa).

Triaje

Procedimiento de clasificación de víctimas en emergencias, que establece prioridades de atención en función de la gravedad.

Valoración primaria

Exploración rápida de las funciones vitales (conciencia, respiración y circulación) para detectar riesgos inmediatos.

Valoración secundaria

Examen físico completo de la persona, de la cabeza a los pies, tras asegurar las funciones vitales.

Ejercicios de autoevaluación

1. Los primeros auxilios se definen como:

a. El conjunto de tratamientos médicos avanzados aplicados en hospitales.

b. La atención psicológica especializada en emergencias.

c. El conjunto de actuaciones inmediatas y provisionales aplicadas en caso de accidente o enfermedad repentina.

d. La atención médica realizada exclusivamente por personal sanitario.

2. El objetivo principal de los primeros auxilios es:

a. Diagnosticar enfermedades.

b. Preservar la vida y evitar complicaciones.

c. Sustituir la asistencia hospitalaria.

d. Administrar medicamentos.

3. El derecho a ser atendido se fundamenta en:

a. La solidaridad únicamente.

b. El voluntarismo social.

c. Aspectos éticos y legales.

d. La disponibilidad de recursos sanitarios.

4. Según el Código Penal español (art. 195), toda persona tiene el deber de:

a. Intervenir siempre, aunque ponga en riesgo su vida.

b. Prestar auxilio básico sin riesgo para sí mismo o terceros.

c. Realizar maniobras avanzadas de reanimación.

d. Conducir al herido al hospital más cercano.

5. Un principio ético fundamental de los primeros auxilios es:

a. El respeto a la dignidad humana.

b. La rapidez sin considerar riesgos.

c. La delegación inmediata en otra persona.

d. La neutralidad emocional.

6. El ciudadano no sanitario:

a. Puede administrar medicación de urgencia.

b. Puede realizar técnicas invasivas simples.

c. Está exento de intervenir en cualquier caso.

d. Debe limitarse a actuaciones básicas y seguras.

7. La conducta PAS significa:

a. Prevenir, auxiliar, salvar.

b. Proteger, avisar, socorrer.

c. Proteger, ayudar, sostener.

d. Prestar, atender, salvar.

8. El primer paso en la conducta PAS es:

a. Avisar al 112.

b. Socorrer inmediatamente.

c. Proteger la zona para evitar más riesgos.

d. Colocar a la víctima en posición lateral.

9. La diferencia entre primeros auxilios y atención hospitalaria es que:

a. La hospitalaria es más rápida.

b. Los primeros auxilios son inmediatos y básicos, mientras que la hospitalaria

c. es especializada y definitiva.

d. Ambas son realizadas por personal sanitario.

10. Un signo en primeros auxilios se define como:

a. Una manifestación objetiva observable por cualquiera.

b. Una sensación subjetiva que refiere el paciente.

c. Una interpretación del socorrista.

d. Un síntoma leve.

U. A. 2. Tipos de situaciones que precisan de primeros auxilios

Introducción

Las emergencias que requieren primeros auxilios pueden presentarse de forma inesperada y con diferentes niveles de gravedad. Desde una simple herida hasta un traumatismo complejo, cada situación demanda una actuación rápida, ordenada y adecuada. Conocer los distintos tipos de situaciones que pueden comprometer la salud o la vida de una persona resulta fundamental para garantizar una intervención eficaz.

Esta unidad se centra en el estudio de los principales problemas que suelen requerir asistencia inmediata: problemas respiratorios, traumatológicos, heridas y hemorragias, mordeduras y picaduras, intoxicaciones, quemaduras, partos de urgencia y otros signos de alarma como convulsiones o síncopes. El análisis de cada caso permitirá comprender tanto los síntomas más frecuentes como las pautas de actuación más seguras.

Objetivos

- Reconocer las principales situaciones que requieren la aplicación de primeros auxilios.
- Identificar los síntomas y signos de gravedad asociados a cada tipo de emergencia.
- Aplicar las maniobras básicas de asistencia en casos de obstrucción de la vía aérea, ahogamiento y otras emergencias respiratorias.
- Actuar adecuadamente ante traumatismos, heridas, hemorragias, quemaduras y situaciones de shock.
- Intervenir en casos de intoxicación, mordeduras, picaduras y partos de urgencia, siguiendo protocolos básicos de actuación.
- Detectar signos de alarma como convulsiones, hipoglucemias, infartos o crisis de ansiedad, diferenciando cuándo se requiere asistencia médica inmediata.
- Desarrollar una actitud de calma, seguridad y eficacia en la aplicación de los primeros auxilios, adaptando la intervención a la situación concreta.

1. Problemas respiratorios

Los **problemas respiratorios** constituyen una de las emergencias más frecuentes y, al mismo tiempo, una de las más graves en el ámbito de los primeros auxilios. La respiración es una función vital que asegura el aporte de oxígeno a los tejidos y la eliminación de dióxido de carbono del organismo.

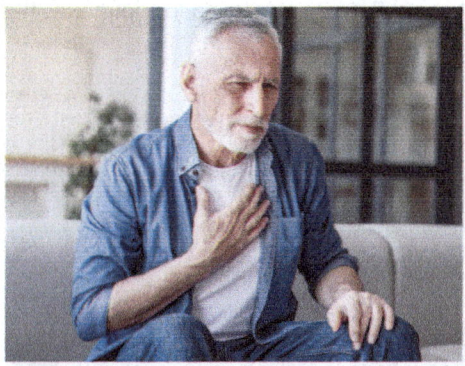

Fig. 1. Cualquier alteración en la respiración compromete rápidamente la vida de la persona afectada, pudiendo provocar hipoxia (falta de oxígeno en las células) y, en casos graves, un paro cardiorrespiratorio

Es fundamental comprender que las dificultades respiratorias pueden aparecer de forma brusca y repentina, como sucede en la obstrucción de la vía aérea por un cuerpo extraño, o desarrollarse de manera más progresiva, como ocurre en las crisis asmáticas o en algunas reacciones alérgicas. En todos los casos, el tiempo de reacción y la aplicación de los primeros auxilios resultan determinantes para la supervivencia.

Antes de detallar cada situación concreta, conviene identificar algunos signos generales de compromiso respiratorio que deben alertar al socorrista:

- **Dificultad evidente para respirar**, que puede manifestarse como jadeo, respiración entrecortada o ruidos anormales.
- **Coloración azulada** en labios, uñas o piel (cianosis), que indica una deficiencia grave de oxígeno.
- **Ansiedad e intranquilidad**, frecuentes cuando la persona percibe que no puede respirar adecuadamente.

- **Alteración del nivel de conciencia**, que puede ir desde mareo o desorientación hasta pérdida de conocimiento.
- **Posturas forzadas**, como inclinarse hacia delante o llevar las manos al cuello, que son reflejos instintivos de la víctima para intentar respirar mejor.

Cuando un problema respiratorio aparece, es necesario actuar con **calma y rapidez**, evitando maniobras bruscas o precipitadas. La **prioridad** será siempre mantener la vía aérea despejada y garantizar el flujo de aire hacia los pulmones hasta que llegue asistencia sanitaria.

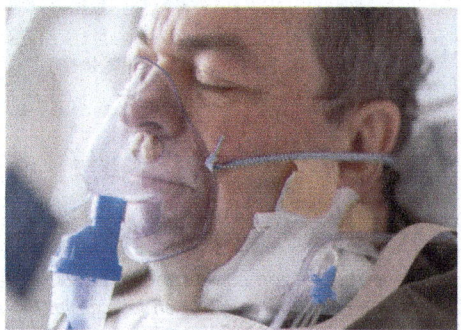

Fig. 2. El tiempo máximo de tolerancia del cerebro sin oxígeno es de apenas 3 a 5 minutos; superado ese límite, comienzan a producirse lesiones cerebrales irreversibles

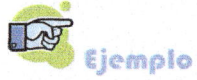
Ejemplo

Un trabajador se encuentra en el comedor de la empresa y, de repente, empieza a llevarse las manos al cuello mientras intenta respirar sin éxito. Sus compañeros observan que no puede hablar ni toser y que su cara comienza a enrojecer. Este escenario evidencia un problema respiratorio agudo que requiere una actuación inmediata en primeros auxilios.

1.1. Obstrucción de la vía aérea por un objeto

Una de las emergencias respiratorias más habituales es la obstrucción de la vía aérea por un cuerpo extraño. Esta situación se produce cuando un objeto —generalmente alimentos o pequeños elementos como botones, piezas de juguetes o prótesis dentales— bloquea parcial o totalmente el paso del aire hacia los pulmones.

Es importante diferenciar entre obstrucción parcial y obstrucción completa, ya que la gravedad y la actuación varían en cada caso.

Cuando se describe esta clasificación, se puede decir que existen dos situaciones principales:

- **Obstrucción parcial:** la persona puede toser de manera eficaz, emitir sonidos o incluso hablar. Aunque la respiración está dificultada, todavía existe un flujo de aire hacia los pulmones. En este caso, se debe animar a la víctima a seguir tosiendo, no interferir y vigilar por si la situación empeora.

- **Obstrucción completa:** la víctima no puede respirar, hablar ni toser. Puede llevarse las manos al cuello (signo universal de atragantamiento), presentar coloración azulada y, si no se actúa de inmediato, perder el conocimiento. En este caso, la actuación debe ser inmediata, aplicando maniobras específicas para desobstruir la vía aérea.

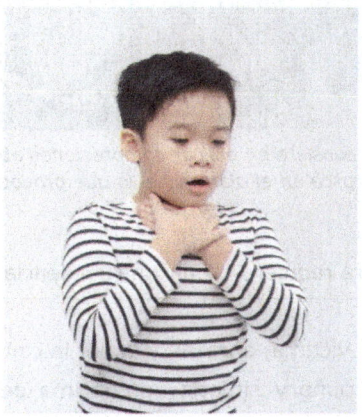

Fig. 3. En la mayoría de los casos, la obstrucción de la vía aérea ocurre durante las comidas y suele ser más frecuente en niños pequeños (por introducir objetos en la boca) y en adultos mayores (por problemas dentales, dificultad para masticar o deglutir).

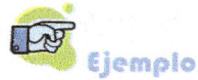
Ejemplo

Un adulto mayor está comiendo carne en un restaurante y, de repente, deja de hablar y se lleva las manos al cuello. No puede emitir sonidos y comienza a mostrar signos de asfixia. Sus acompañantes deben identificar rápidamente que se trata de una obstrucción completa de la vía aérea y aplicar la maniobra de Heimlich.

1.1.1. Maniobra de Heimlich

La **maniobra de Heimlich** es la técnica de primeros auxilios más efectiva para resolver una obstrucción completa de la vía aérea por un cuerpo extraño.

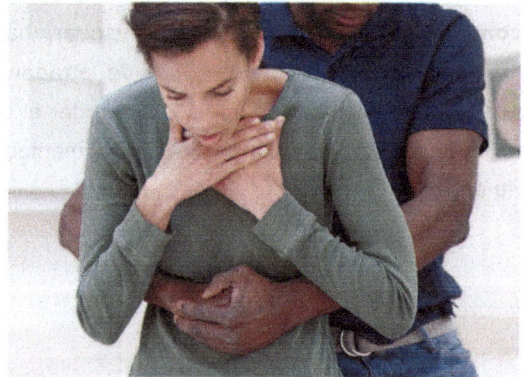

Fig. 4. La maniobra de Heimlich consiste en aplicar compresiones abdominales rápidas y firmes con el fin de generar una presión brusca en el diafragma, lo que provoca la expulsión del objeto hacia el exterior

La aplicación de esta maniobra requiere seguir una secuencia clara de pasos:

1. Colocarse detrás de la víctima, abrazándola por la cintura.
2. Cerrar una mano en puño y situarla por encima del ombligo y por debajo del esternón.
3. Sujetar el puño con la otra mano y colocar los brazos rodeando el abdomen de la persona.

4. Realizar compresiones rápidas y ascendentes, como si se intentara levantar a la persona con el movimiento.
5. Repetir la maniobra hasta que el objeto salga despedido o la víctima recupere la respiración.

En el caso de que la persona pierda la conciencia, se debe llamar a los servicios de emergencia, iniciar la RCP básica y comprobar de forma visual si el objeto puede retirarse sin riesgo de empujarlo más adentro.

La siguiente tabla resume cómo debe aplicarse la maniobra de Heimlich en función del tipo de víctima:

Situación de la víctima	Actuación recomendada
Adulto consciente con obstrucción completa	Maniobra de Heimlich con compresiones abdominales.
Niño mayor de 1 año	Maniobra de Heimlich adaptando la fuerza y el tamaño de las manos.
Lactante (menor de 1 año)	NO se aplica Heimlich. Se alternan 5 golpes interescapulares con 5 compresiones torácicas.
Persona inconsciente	Avisar a emergencias, iniciar RCP y revisar la boca únicamente si el objeto es visible y accesible.
Embarazadas u obesos	Realizar compresiones torácicas en lugar de abdominales.

Importante

La maniobra de Heimlich no debe practicarse de forma preventiva ni sin indicios claros de obstrucción completa. Una aplicación innecesaria puede provocar lesiones internas como fracturas costales o daños en órganos abdominales.

2. Ahogamiento

El **ahogamiento** es una emergencia vital que se produce cuando una persona tiene dificultad o imposibilidad de respirar debido a la inmersión en un medio líquido. El agua impide la entrada de aire a los pulmones, lo que provoca una **falta de oxígeno** (hipoxia) que puede causar la muerte en pocos minutos si no se actúa de forma inmediata.

Este tipo de accidente puede ocurrir en piscinas, playas, ríos, embalses o incluso en recipientes domésticos de agua en el caso de los niños pequeños.

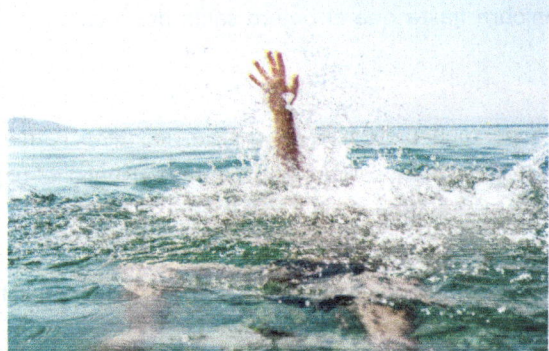

Fig. 5. El ahogamiento puede verse favorecido por situaciones como la fatiga al nadar, el consumo de alcohol, las caídas accidentales o los calambres musculares

En la evolución del ahogamiento se distinguen varias **fases**, que ayudan a comprender cómo se deteriora la situación de la víctima:

- En una primera fase, la persona lucha por mantenerse a flote, mostrando movimientos descoordinados y desesperados.
- Posteriormente, se produce la inhalación involuntaria de agua, lo que ocasiona tos intensa y obstrucción respiratoria.
- Si la situación continúa, aparece la pérdida de conciencia y la víctima deja de responder, pudiendo sufrir un paro cardiorrespiratorio.

Cuando se observa una situación de riesgo, se debe prestar atención a señales como:

- Incapacidad para mantener la boca y nariz fuera del agua.
- Movimientos de brazos agitados, como si intentara "trepar" en el agua.
- Incapacidad para gritar o pedir ayuda.
- Cansancio extremo, con hundimiento progresivo.
- Ausencia de movimientos o flotación pasiva en el agua.

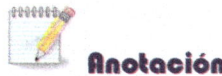

Anotación

El ahogamiento silencioso es frecuente, especialmente en niños: la víctima no grita ni agita los brazos, sino que se hunde en silencio. Esto hace que la vigilancia constante en entornos acuáticos sea esencial.

La intervención debe ser rápida y ordenada, siempre valorando la seguridad del socorrista:

1. Garantizar la seguridad del rescatador antes de entrar al agua. Se recomienda usar flotadores, cuerdas o elementos de rescate siempre que sea posible.
2. Extraer a la víctima del agua lo más rápido posible, evitando maniobras que pongan en riesgo al socorrista.
3. Una vez fuera del agua, valorar el nivel de conciencia y la respiración.
4. Si la persona respira, colocarla en posición lateral de seguridad para facilitar la expulsión de agua.
5. Si no respira, iniciar de inmediato la RCP (Resucitación Cardiopulmonar), priorizando las ventilaciones de rescate, ya que la causa principal es la falta de oxígeno.
6. Avisar a los servicios de emergencia lo antes posible.
7. Mantener a la víctima abrigada para evitar la hipotermia, frecuente tras la inmersión.

Se expone una tabla de actuación resumida:

Estado de la víctima	Actuación inmediata
Consciente y respira	Mantener en reposo, tranquilizar, colocar en posición lateral de seguridad si expulsa agua.
Inconsciente y respira	Colocar en posición lateral de seguridad y vigilar signos vitales.
Inconsciente y no respira	Iniciar RCP básica con ventilaciones de rescate y compresiones torácicas.
Hipotermia tras rescate	Secar, abrigar y evitar movimientos bruscos.

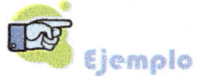
Ejemplo

Un joven se encuentra nadando en la playa y comienza a agitar los brazos sin poder mantener la cabeza fuera del agua. El socorrista lo rescata y, al sacarlo a la orilla, el joven está inconsciente pero respira de forma débil. En este caso, se debe colocarlo en posición lateral de seguridad, vigilar su respiración y llamar a emergencias, manteniéndolo abrigado hasta que llegue asistencia médica.

3. Problemas traumatológicos

Los problemas traumatológicos se refieren a todas aquellas lesiones producidas por un golpe, impacto, caída, accidente de tráfico, laboral o deportivo, que afectan a huesos, músculos, articulaciones, tejidos blandos o a varios sistemas del organismo al mismo tiempo.

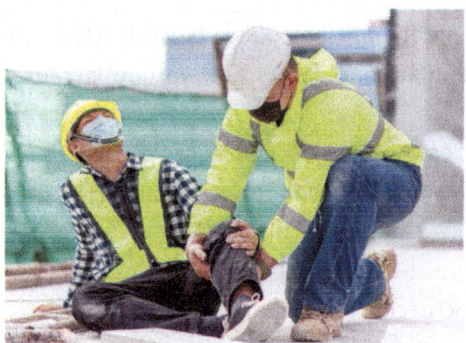

Fig. 6. Los problemas traumatológicos son emergencias muy frecuentes en la vida cotidiana y en el entorno laboral, y en muchas ocasiones requieren una intervención inmediata para evitar complicaciones graves

En primeros auxilios, se debe tener en cuenta que el término traumatismo no solo hace referencia a fracturas o lesiones visibles, sino a cualquier daño físico ocasionado por un agente externo. Por ello, se incluyen desde esguinces o luxaciones leves, hasta situaciones más graves como los politraumatismos.

El abordaje de los problemas traumatológicos parte siempre de una valoración inicial, en la que se determinan el estado general de la víctima, el mecanismo de la lesión (cómo ocurrió el accidente) y la posible afectación de estructuras vitales. Una actuación incorrecta, como mover inadecuadamente a la persona, puede agravar la lesión y poner en peligro su recuperación.

A modo de introducción, se pueden distinguir los principales tipos de lesiones traumatológicas que se abordan en primeros auxilios:

Tipo de lesión	Descripción	Ejemplo frecuente	Riesgo principal
Politraumatismo	Afectación simultánea de varias zonas o sistemas del cuerpo.	Accidentes de tráfico o caídas desde gran altura.	Shock, hemorragias internas, riesgo vital.
Traumatismo de columna vertebral	Lesiones en las vértebras o médula espinal.	Caídas, accidentes deportivos.	Parálisis, lesión medular irreversible.
Traumatismo craneoencefálico	Lesión en cráneo o cerebro por golpe o impacto.	Golpes en la cabeza, caídas.	Pérdida de conciencia, daño neurológico.
Esguince	Distensión o rotura parcial de ligamentos.	Torceduras en tobillo o muñeca.	Inestabilidad articular, dolor e inflamación.
Luxación	Desplazamiento de un hueso respecto a la articulación.	Luxación de hombro en deportes.	Lesión de nervios y vasos cercanos.
Fractura	Rotura total o parcial de un hueso.	Accidente doméstico o laboral.	Hemorragias internas, deformidad.
Heridas asociadas a traumatismo	Lesiones en piel o tejidos blandos provocadas por el impacto.	Cortes, abrasiones, contusiones.	Infección, hemorragia.

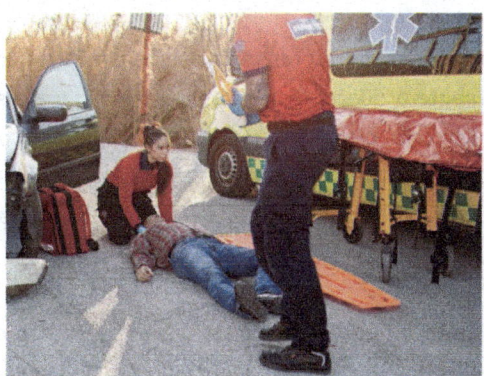

Fig. 7. En cualquier problema traumatológico, la inmovilización adecuada de la zona lesionada es clave: evita que la lesión se agrave y reduce el dolor de la víctima mientras se espera la asistencia sanitaria

Antes de entrar en cada tipo específico, es fundamental conocer algunos **signos generales** que indican que un traumatismo puede ser grave y requiere atención médica urgente:

- Dolor intenso y persistente que impide el movimiento.
- Deformidad evidente en una extremidad.
- Hemorragias abundantes que no ceden con compresión.
- Pérdida de sensibilidad o movilidad en la zona afectada.
- Aparición de dificultad respiratoria o alteración del nivel de conciencia (sospecha de traumatismo craneal o torácico).
- Palidez, sudor frío o signos de shock.

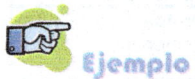

Ejemplo

Un trabajador sufre una caída desde una escalera de tres metros de altura, golpeándose en varias partes del cuerpo. Al llegar los compañeros, lo encuentran consciente, pero con dolor intenso en la espalda y dificultad para mover las piernas. Ante este escenario, no deben intentar incorporarlo ni moverlo, sino inmovilizarlo en la posición en que se encuentra y avisar de inmediato a los servicios de emergencia.

3.1. Politraumatismo

El **politraumatismo** se define como la presencia de dos o más lesiones traumáticas graves que afectan simultáneamente a diferentes partes del cuerpo o a distintos sistemas (óseo, muscular, nervioso, respiratorio, circulatorio, etc.). Este tipo de situación suele producirse en accidentes de tráfico, caídas desde gran altura, explosiones, accidentes laborales o deportivos de gran impacto, y constituye una de las emergencias más complejas en el ámbito de los primeros auxilios.

El politraumatizado presenta un alto riesgo vital, ya que además de las lesiones visibles (fracturas, hemorragias externas, heridas abiertas), pueden coexistir lesiones internas (hemorragias, perforaciones, daño craneoencefálico o medular) que no siempre se detectan de inmediato. Por este motivo, la actuación inicial debe ser rápida, organizada **y** prioritaria, siguiendo la llamada valoración primaria ABC (A: vía aérea, B: respiración, C: circulación).

Antes de proceder a cualquier actuación, es fundamental identificar factores que indican un riesgo mayor para la víctima. Entre los más relevantes se encuentran:

- **Mecanismo del accidente**: velocidad del impacto, altura de la caída, tipo de colisión.
- **Pérdida de conciencia** en el momento del accidente o después del mismo.
- **Dificultad respiratoria** o signos de obstrucción de la vía aérea.
- **Hemorragias intensas** internas o externas.
- **Lesiones evidentes en cabeza, tórax o columna vertebral**.
- **Shock hipovolémico** (piel fría, sudorosa, pulso débil, palidez).

Importante

En los politraumatismos, no se debe movilizar a la víctima salvo que sea estrictamente necesario (riesgo de incendio, caída de escombros, etc.). Una movilización incorrecta puede agravar lesiones medulares o internas.

Para organizar la actuación, resulta útil considerar la siguiente secuencia prioritaria:

Prioridad	Actuación inicial
1. Mantener la vía aérea libre	Comprobar que no hay obstrucción y aplicar maniobras básicas si fuese necesario.
2. Garantizar la respiración	Valorar movimientos torácicos y administrar ventilaciones si no respira.
3. Controlar la circulación	Detener hemorragias externas con presión directa.
4. Inmovilizar lesiones	Evitar movimientos, especialmente de columna y extremidades.
5. Evitar el shock	Colocar a la víctima abrigada y controlar signos vitales.
6. Traslado seguro	Contactar con servicios de emergencia y no mover sin medios adecuados.

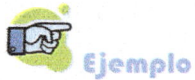

Un motorista sufre un accidente al chocar contra un guardarraíl. Al llegar los primeros auxilios, presenta una herida sangrante en la pierna, dificultad para respirar y signos de confusión. En este caso, la actuación correcta consistirá en:

- Comprobar su vía aérea y respiración.
- Controlar la hemorragia con presión directa.
- Evitar que se mueva, especialmente cuello y espalda.
- Abrigarlo para prevenir el shock.
- Llamar de inmediato a los servicios de emergencia para su traslado en condiciones seguras.

3.2. Traumatismo columna vertebral

El **traumatismo de columna vertebral** se produce cuando existe una lesión en las vértebras o en la médula espinal, generalmente a consecuencia de un accidente de tráfico, caída desde altura, impacto directo o accidente deportivo. Este tipo de lesiones son especialmente graves, ya que pueden ocasionar parálisis parcial o total e incluso la muerte, dependiendo de la zona afectada.

La médula espinal, situada en el interior de la columna, es la encargada de transmitir las órdenes nerviosas entre el cerebro y el resto del cuerpo.

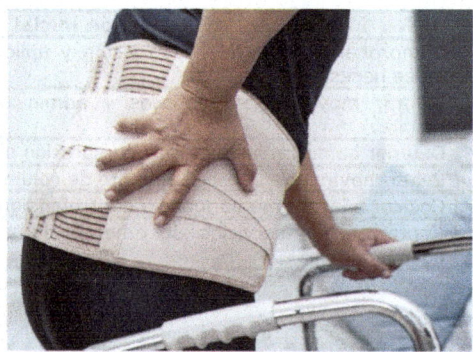

Fig. 8. Una lesión medular puede provocar desde pérdida de sensibilidad y movilidad en las extremidades hasta el fallo en funciones vitales como la respiración, por lo que cualquier sospecha de lesión en la columna debe tratarse como una emergencia vital

Cuando se evalúa a una víctima tras un accidente, es fundamental reconocer señales que pueden indicar una posible lesión en la columna vertebral:

- Dolor intenso en cuello, espalda o zona lumbar.
- Imposibilidad de mover extremidades (parálisis) o pérdida de sensibilidad en brazos o piernas.
- Hormigueo o debilidad muscular en alguna parte del cuerpo.
- Deformidad visible en la columna.
- Pérdida de control sobre esfínteres (micción o defecación involuntaria).
- Alteración del nivel de conciencia tras un golpe fuerte.

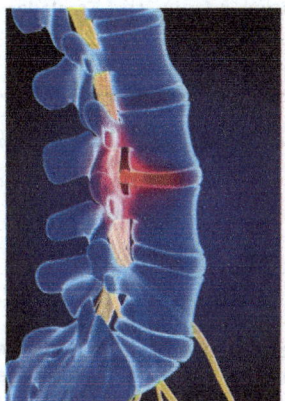

Fig. 9. Todo accidentado que haya sufrido un traumatismo de alta energía (accidente de tráfico, caída desde más de 2 metros, impacto fuerte en la cabeza o espalda) debe considerarse potencialmente lesionado en la columna, incluso si no presenta síntomas evidentes

En este tipo de emergencias, la prioridad es proteger la médula espinal evitando cualquier movimiento innecesario:

1. Avisar de inmediato a los servicios de emergencia.
2. No mover a la víctima salvo que exista un peligro inminente (incendio, derrumbe, riesgo eléctrico, etc.).
3. Inmovilizar la cabeza y el cuello sujetando lateralmente con ambas manos hasta la llegada de personal especializado.
4. Si la persona respira y está consciente, mantenerla tranquila y evitar que intente incorporarse.

5. Si no respira, aplicar maniobras de RCP manteniendo el eje cabeza-cuello-tronco alineado en todo momento.

6. En caso de hemorragias, controlarlas sin movilizar la víctima.

7. Abrigar y vigilar signos vitales para prevenir el shock.

Se expone una tabla comparativa sobre qué hacer y qué evitar en un traumatismo de columna:

Correcto	Incorrecto
Avisar a emergencias lo antes posible.	Intentar levantar o sentar a la víctima.
Sujetar la cabeza y cuello para evitar movimientos.	Girar bruscamente el cuerpo para colocar en otra posición.
Mantener a la víctima en la posición en que se encuentra (si respira).	Trasladar sin medios de inmovilización adecuados.
Controlar hemorragias sin mover el eje corporal.	Manipular la columna para "colocarla en su sitio".
Abrigar para prevenir el shock.	Abandonar a la víctima pensando que está solo "aturdida".

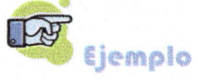
Ejemplo

Un trabajador cae de una altura de cuatro metros en una obra. Está consciente, pero refiere dolor intenso en la espalda y sensación de hormigueo en las piernas. Ante esta situación, los compañeros no deben incorporarlo ni moverlo; lo correcto es sujetar la cabeza en el eje del cuerpo, tranquilizarlo y avisar a emergencias, manteniendo el control hasta la llegada de los sanitarios.

3.3. Traumatismo craneoencefálico

El traumatismo craneoencefálico (TCE) es una lesión que afecta al cráneo y/o al cerebro como consecuencia de un impacto, golpe, caída, accidente de tráfico, agresión o práctica deportiva.

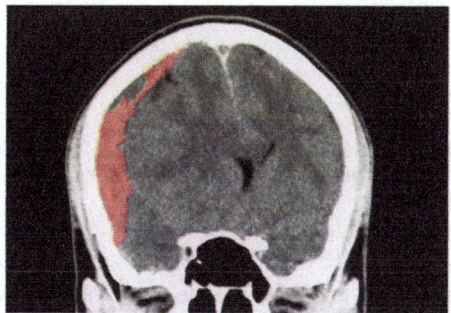

Fig. 10. El TCE se considera una de las emergencias más delicadas, ya que puede comprometer la función cerebral y conllevar consecuencias irreversibles

El cerebro es un órgano muy sensible y está protegido por el cráneo, pero un impacto violento puede producir fracturas, hemorragias internas o lesiones nerviosas. Incluso un golpe aparentemente leve puede generar complicaciones serias, como edemas cerebrales o pérdida progresiva de conciencia.

Para comprender la importancia de este tipo de lesiones, resulta útil diferenciar entre:

- **TCE leve:** se manifiesta con dolor de cabeza, mareo, confusión ligera o pérdida breve de conciencia. Aunque suele evolucionar bien, requiere vigilancia médica.
- **TCE moderado:** implica una pérdida de conciencia más prolongada, vómitos repetidos, alteraciones de memoria o conducta, y riesgo de lesiones internas.
- **TCE grave:** se caracteriza por coma, convulsiones, sangrado abundante por nariz u oídos, asimetría pupilar o dificultad respiratoria. Supone una urgencia vital.

Existen síntomas que, aunque puedan aparecer minutos u horas después del golpe, indican la necesidad de atención médica inmediata:

- Pérdida de conciencia, aunque sea breve.
- Dolor de cabeza intenso y persistente.
- Náuseas o vómitos repetidos.
- Sangrado o salida de líquido transparente por nariz u oídos.
- Pupilas desiguales o que no reaccionan a la luz.
- Convulsiones.
- Alteración del comportamiento (somnolencia excesiva, irritabilidad, confusión).

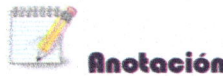

Anotación

En los TCE, el reposo absoluto y la vigilancia continua son fundamentales. Una persona que aparentemente se encuentra bien tras el golpe puede deteriorarse en poco tiempo debido a una hemorragia o inflamación interna.

La intervención debe orientarse a proteger la vida de la víctima evitando complicaciones:

1. Avisar urgentemente a los servicios de emergencia.
2. Mantener a la persona inmóvil y en reposo, evitando que se levante o camine.
3. Si está consciente, tranquilizarla y vigilar signos de deterioro.
4. Si hay hemorragias externas en el cuero cabelludo, cubrir con gasas sin ejercer presión excesiva.
5. Si la víctima pierde el conocimiento, pero respira, colocarla en posición lateral de seguridad evitando movimientos bruscos.
6. Si no respira, iniciar RCP básica.
7. No administrar comida, bebida ni medicación.

¿Qué hacer y qué evitar en un TCE?

Correcto	Incorrecto
Mantener en reposo y vigilar nivel de conciencia.	Permitir que la persona se incorpore o camine tras el golpe.
Avisar siempre a emergencias.	Restar importancia al golpe porque "se encuentra bien".
Cubrir heridas superficiales sin presionar el cráneo.	Aplicar presión fuerte sobre una posible fractura craneal.
Colocar en posición lateral de seguridad si está inconsciente y respira.	Administrar agua, comida o medicamentos.
Iniciar RCP si no respira.	Mover innecesariamente el cuello y cabeza.

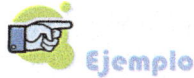
Ejemplo

Un ciclista sufre una caída y golpea fuertemente la cabeza contra el suelo, a pesar de llevar casco. Tras el accidente, se levanta mareado y vomita varias veces. Aunque recobra la conciencia, presenta desorientación. La actuación correcta será mantenerlo inmóvil, avisar a emergencias y vigilar su estado, ya que se trata de un posible TCE con riesgo de complicaciones internas.

3.4. Inconsciencia

La **inconsciencia** se define como la pérdida total o parcial de la capacidad de respuesta de una persona frente a estímulos externos, ya sean verbales, táctiles o dolorosos. Es un estado que refleja una alteración grave del sistema nervioso central y constituye siempre una situación de emergencia que requiere actuación inmediata.

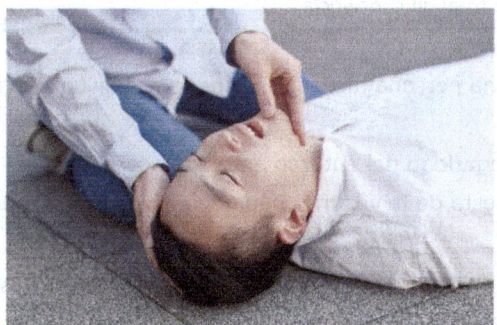

Fig. 11. Una persona inconsciente no puede proteger sus vías respiratorias de manera eficaz

Esto implica un riesgo elevado de **obstrucción de la vía aérea** por la caída de la lengua hacia atrás, acumulación de saliva o vómito, lo que puede derivar en un paro respiratorio si no se actúa a tiempo.

Existen múltiples motivos por los que una persona puede perder la conciencia. De forma resumida, pueden agruparse en las siguientes categorías:

- **Traumatismos:** golpes en la cabeza (traumatismo craneoencefálico).

- **Alteraciones neurológicas:** convulsiones, epilepsia, accidentes cerebrovasculares.
- **Problemas respiratorios o circulatorios:** parada cardiorrespiratoria, infarto, shock.
- **Trastornos metabólicos:** hipoglucemia, deshidratación grave.
- **Intoxicaciones:** alcohol, drogas, inhalación de gases tóxicos, sobredosis de fármacos.
- **Factores externos:** calor extremo (golpe de calor), frío intenso (hipotermia).

Antes de llegar a la inconsciencia total, pueden observarse diferentes grados de afectación:

Grado	Descripción	Respuesta a estímulos
Somnolencia	Estado de adormecimiento, fácil de despertar.	Responde con rapidez.
Obnubilación	Respuesta lenta y confusa.	Responde, pero con dificultad.
Estupor	Estado profundo, solo responde a estímulos intensos.	Movimientos mínimos.
Coma	Pérdida total de conciencia.	No responde a ningún estímulo.

La actuación frente a una persona inconsciente debe seguir una secuencia clara y segura:

1. Comprobar la seguridad del entorno antes de acercarse.
2. Valorar la respuesta de la víctima: hablarle en voz alta y estimular suavemente los hombros.
3. Si no responde, comprobar la respiración colocando la oreja y la mejilla cerca de su boca y nariz durante 10 segundos.
4. Si respira:
   o Colocarla en posición lateral de seguridad (PLS) para evitar la obstrucción de la vía aérea.
   o Aflojar ropa ajustada y vigilar signos vitales hasta la llegada de ayuda.
5. Si no respira:
   o Avisar inmediatamente a los servicios de emergencia.
   o Iniciar RCP básica (compresiones torácicas y ventilaciones).
6. No administrar líquidos ni intentar despertarla con métodos bruscos (sacudidas, golpes, etc.).

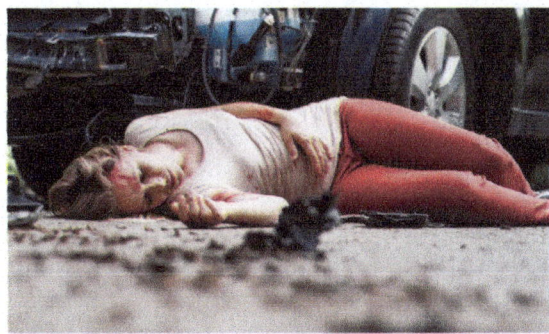

Fig. 12. La posición lateral de seguridad es fundamental en toda víctima inconsciente que respira, ya que permite mantener la vía aérea despejada y reduce el riesgo de atragantamiento por vómito o secreciones

Un estudiante se desmaya en el aula y cae al suelo. Sus compañeros intentan despertarlo sin éxito, aunque observan que respira con normalidad. En este caso, lo correcto es colocarlo en posición lateral de seguridad, vigilar su respiración y avisar a emergencias. Nunca se le debe dar agua ni intentar incorporarlo bruscamente.

3.5. Esguince

Un **esguince** es una lesión que se produce cuando los ligamentos —estructuras fibrosas que unen los huesos en una articulación— se estiran más allá de su límite normal, llegando a desgarrarse parcial o totalmente. Se trata de una de las lesiones traumatológicas más comunes, especialmente en tobillos, rodillas y muñecas, y suele originarse por movimientos bruscos, caídas, giros forzados o prácticas deportivas.

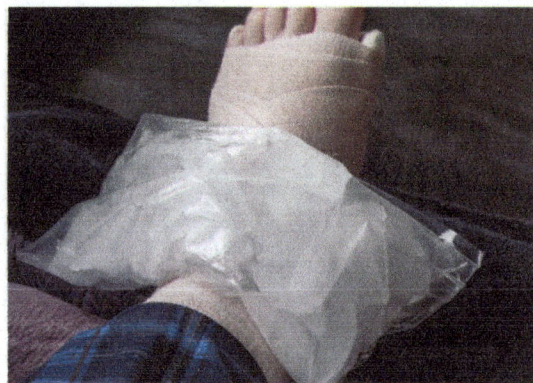

Fig. 13. Aunque en la mayoría de los casos el esguince no pone en peligro la vida, requiere una correcta atención en primeros auxilios para evitar complicaciones, como la inestabilidad articular o lesiones crónicas

De forma general, los esguinces se clasifican en tres grados, en función de la gravedad de la lesión:

Grado	Características	Manifestaciones clínicas
Leve (grado I)	Estiramiento excesivo sin rotura.	Dolor moderado, ligera inflamación, movilidad conservada.
Moderado (grado II)	Rotura parcial de ligamentos.	Dolor intenso, inflamación evidente, dificultad para mover la articulación.
Grave (grado III)	Rotura total del ligamento.	Dolor muy intenso, gran inflamación, imposibilidad de movimiento, inestabilidad articular.

Los signos más comunes que permiten identificar esta lesión son:

- **Dolor localizado** en la articulación tras el movimiento brusco.
- **Inflamación y enrojecimiento** de la zona.
- **Hematoma** en torno a la articulación.
- **Dificultad o imposibilidad de mover** la articulación.
- Sensación de **inestabilidad** o "flojera" en la articulación lesionada.

La intervención inmediata ante un esguince debe orientarse a reducir el dolor, controlar la inflamación y evitar un mayor daño. Para ello, se aplica el **método RICE (por sus siglas en inglés: Rest, Ice, Compression, Elevation)**:

1. **Reposo:** inmovilizar la articulación lesionada y evitar el apoyo o movimiento.

2. **Hielo:** aplicar frío local (bolsa de hielo envuelta en tela) durante 15-20 minutos, varias veces al día.

3. **Compresión:** vendar la zona de forma firme pero no excesiva, para evitar que corte la circulación.

4. **Elevación:** mantener la extremidad lesionada elevada por encima del nivel del corazón, reduciendo la inflamación.

Además:

- No intentar colocar la articulación de manera forzada.
- Acudir a valoración médica para confirmar el grado del esguince mediante exploración o pruebas de imagen.

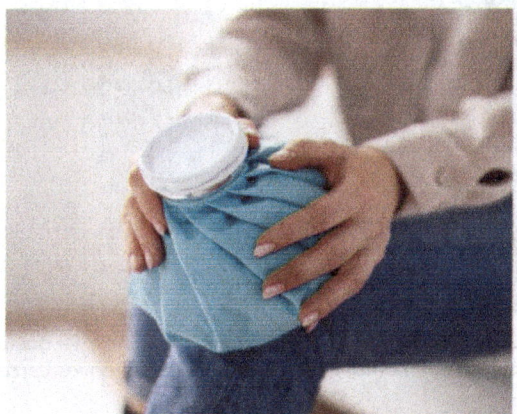

Fig. 14. El hielo nunca debe aplicarse directamente sobre la piel, ya que puede causar quemaduras por frío: siempre debe colocarse envuelto en un paño o tela fina

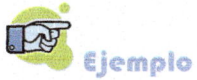
Ejemplo

Durante un partido de fútbol, un jugador pisa mal y su tobillo se gira hacia afuera. Inmediatamente siente un dolor agudo y no puede continuar. Sus compañeros observan cómo el tobillo comienza a inflamarse rápidamente. En este caso, lo correcto es detener la actividad, aplicar frío local, inmovilizar con una venda elástica y mantener el pie elevado, avisando posteriormente a los servicios médicos para evaluar la gravedad.

3.6. Luxaciones

La **luxación** es una lesión que se produce cuando un hueso se desplaza de manera anormal y sale de su articulación, perdiendo el contacto con la superficie articular. A diferencia del esguince, en el que los ligamentos se estiran o rompen parcialmente, en la luxación existe una pérdida completa de la congruencia articular.

Este tipo de lesión suele presentarse en hombro, codo, dedos, mandíbula o rodilla, y puede deberse a traumatismos directos, caídas, accidentes deportivos o movimientos bruscos de gran intensidad.

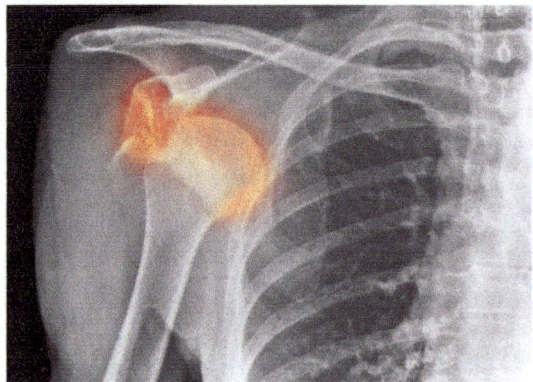

Fig. 15. La luxación es una urgencia que requiere atención médica, ya que puede acompañarse de lesiones en ligamentos, vasos sanguíneos o nervios cercanos

Al producirse la luxación, los signos que ayudan a identificarla son:

- Dolor intenso e inmediato en la articulación.
- Deformidad visible de la zona afectada.
- Imposibilidad de mover la articulación o gran limitación funcional.
- Inflamación y hematoma en torno a la articulación.
- Posible entumecimiento u hormigueo por afectación nerviosa.

La atención inicial en una luxación debe centrarse en inmovilizar y evitar complicaciones hasta que la persona reciba asistencia sanitaria:

1. **No intentar recolocar el hueso**, ya que una manipulación inadecuada puede agravar el daño.
2. **Inmovilizar la articulación** en la posición en que se encuentra, utilizando férulas o vendajes.
3. Aplicar **frío local** para reducir dolor e inflamación.
4. **Elevar la extremidad** si es posible y no provoca más dolor.
5. Vigilar la circulación y la sensibilidad distal (manos, dedos, pies).
6. Trasladar a la víctima a un centro médico para que un profesional realice la reducción de la luxación.

Anotación

En el caso de una luxación de hombro, la persona suele mantener el brazo pegado al cuerpo con el codo flexionado, evitando cualquier movimiento por el dolor. Es importante no forzar la articulación y dejar que mantenga la postura que alivie la molestia.

Se comparan, a continuación, el esguince y la luxación:

Característica	Esguince	Luxación
Lesión	Estiramiento o rotura de ligamentos	Desplazamiento completo del hueso fuera de la articulación
Síntomas	Dolor, inflamación, hematoma, movilidad reducida	Dolor intenso, deformidad visible, imposibilidad de movimiento
Urgencia	Requiere atención, pero no siempre inmediata	Es una urgencia médica
Actuación en primeros auxilios	Método RICE (reposo, hielo, compresión, elevación)	Inmovilizar, no recolocar, frío local, traslado urgente

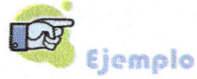

Durante un partido de baloncesto, un jugador cae sobre su brazo extendido y, al levantarse, presenta una deformidad evidente en el hombro, acompañado de dolor muy intenso e incapacidad para mover el brazo. La actuación correcta será inmovilizar el brazo en la posición encontrada, aplicar frío y trasladarlo al hospital, evitando en todo momento intentar recolocar el hueso.

3.7. Fracturas

La **fractura** es la rotura parcial o total de un hueso debido a un golpe, caída, accidente de tráfico, práctica deportiva o enfermedad que debilita la estructura ósea (como la osteoporosis). Es una de las lesiones más graves dentro del ámbito traumatológico, ya que puede acompañarse de hemorragias internas, lesiones en nervios y tejidos blandos, o complicaciones como infecciones en el caso de fracturas abiertas.

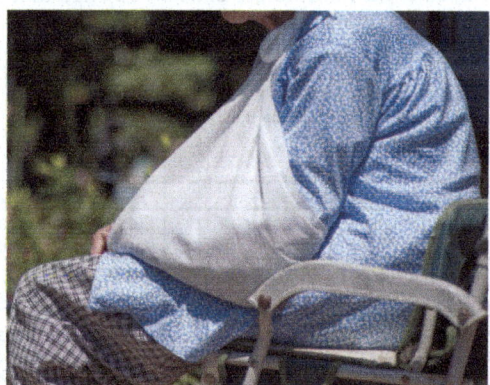

Fig. 16. La gravedad de una fractura no depende únicamente del hueso afectado, sino también de la forma en que se produjo, la edad y estado de salud de la víctima, y la posible asociación con otras lesiones

Las fracturas pueden clasificarse de diferentes maneras según su localización, extensión y características:

Tipo de fractura	Características	Ejemplo
Cerrada	El hueso se rompe, pero no atraviesa la piel.	Fractura de radio sin herida externa.
Abierta	El hueso atraviesa la piel, dejando la herida expuesta.	Fractura de tibia con hueso visible.
Simple	Un solo trazo de fractura.	Fractura de húmero transversal.
Múltiple	El hueso se rompe en varios fragmentos.	Fractura conminuta de fémur.
Incompleta	El hueso se fisura sin romperse totalmente.	Fisura en clavícula.
Patológica	Se produce sobre un hueso debilitado por enfermedad.	Fractura en hueso con osteoporosis.
Por estrés	Resultado de microtraumatismos repetidos.	Fracturas en atletas o militares.

Existen signos que ayudan a diferenciar una fractura de otras lesiones (como esguinces o luxaciones):

- Dolor intenso y persistente en el lugar de la lesión.
- Deformidad evidente o posición anormal de la extremidad.
- Inflamación y hematoma en la zona afectada.
- Imposibilidad o gran dificultad para mover la extremidad.
- Crujido o chasquido en el momento del accidente.
- Movilidad anormal en una zona donde no debería haberla.
- En fracturas abiertas: herida sangrante con hueso visible.

La atención inicial frente a una fractura debe ser cuidadosa, ya que una manipulación incorrecta puede agravar la lesión:

1. **Avisar a los servicios de emergencia** en fracturas graves o con afectación de huesos largos (fémur, columna, cráneo).
2. **Inmovilizar la zona lesionada** en la posición en que se encuentra, utilizando férulas, tablillas o improvisando con materiales rígidos.
3. Si es posible, inmovilizar siempre la articulación **superior e inferior** a la fractura.
4. **No intentar recolocar** el hueso ni reducir la fractura.

5. En fracturas abiertas, cubrir la herida con gasas estériles sin presionar directamente sobre el hueso.

6. Aplicar frío local para disminuir dolor e inflamación, evitando el contacto directo con la piel.

7. Vigilar la circulación y sensibilidad en la extremidad (color, temperatura, movilidad de dedos).

8. Evitar que la víctima se mueva y mantenerla en reposo hasta la llegada de ayuda.

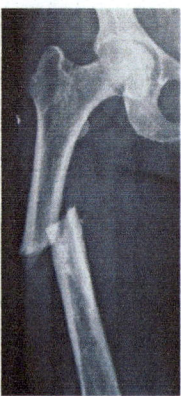

Fig. 17. Las fracturas de fémur, pelvis, columna y cráneo se consideran siempre fracturas de alto riesgo vital, ya que pueden provocar hemorragias masivas o comprometer órganos vitales

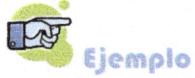 **Ejemplo**

En un accidente de bicicleta, una persona cae y presenta una deformidad evidente en el antebrazo, con dolor intenso y sangrado en la zona. Se trata de una fractura abierta. En este caso, lo correcto será cubrir la herida con gasas estériles, inmovilizar el brazo con una férula improvisada y llamar a emergencias, evitando manipular la posición del hueso.

3.8. Sistemas de inmovilización

La **inmovilización** es una de las técnicas fundamentales en primeros auxilios ante lesiones traumatológicas, ya que tiene como objetivo reducir el dolor, evitar el agravamiento de la lesión y prevenir complicaciones durante el traslado de la víctima.

Se entiende por inmovilización el procedimiento mediante el cual se mantiene fija una parte lesionada del cuerpo, evitando que los huesos, músculos o articulaciones afectados se muevan. Una correcta inmovilización puede marcar la diferencia entre una recuperación adecuada o el empeoramiento de la lesión.

Antes de aplicar cualquier sistema, conviene recordar algunas normas generales que guían la actuación:

- **No recolocar la fractura ni la luxación.** Se debe inmovilizar en la posición en la que se encuentra.
- **Inmovilizar siempre la articulación superior e inferior** a la zona lesionada.
- **Comprobar la circulación y sensibilidad distal** (color, temperatura y movilidad de los dedos) antes y después de inmovilizar.
- **No aplicar presión directa sobre el hueso expuesto** en fracturas abiertas.
- **Proteger la piel** colocando gasas, vendas o tela bajo el material de inmovilización para evitar rozaduras.
- **Tranquilizar a la víctima** y evitar movimientos innecesarios hasta que llegue el personal sanitario.

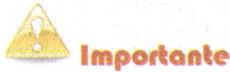 Importante

En situaciones de emergencia sin material específico, improvisar férulas con objetos rígidos (palos, paraguas, cartones duros) puede ser una solución válida, siempre que se apliquen con cuidado y se asegure la extremidad.

Existen distintos métodos y materiales que se utilizan en primeros auxilios según la gravedad de la lesión y los recursos disponibles:

Tipo de sistema	Características	Ejemplo de uso
Férulas rígidas	Elementos sólidos que se colocan alrededor de la extremidad para impedir el movimiento.	Férulas de madera, metal o plástico para brazos o piernas.
Férulas hinchables	Se colocan alrededor de la extremidad y se inflan, ajustándose a la forma del miembro.	Muy utilizadas en fracturas de pierna y antebrazo.
Férulas de vacío	Adaptables a la forma del cuerpo; se rellenan de aire y se rigidizan.	Útiles en fracturas complejas y politraumatismos.
Cabestrillo	Soporte triangular de tela para sujetar el brazo contra el tórax.	Lesiones de hombro, codo o antebrazo.
Collarín cervical	Dispositivo que inmoviliza el cuello evitando movimientos bruscos.	Traumatismos de columna cervical.
Tablero espinal o camilla rígida	Permite inmovilizar todo el cuerpo en bloque.	Accidentes de tráfico o caídas desde altura.
Vendajes y materiales improvisados	Tablas, periódicos enrollados, palos, cinturones, ropa.	En lugares donde no se dispone de material sanitario.

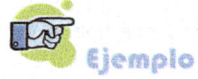
Ejemplo

Un excursionista tropieza en una senda de montaña y presenta dolor intenso y deformidad en la pierna. Al no disponer de férulas profesionales, sus compañeros utilizan dos palos largos y vendas improvisadas con camisetas para inmovilizar la pierna desde la cadera hasta el tobillo. Esta actuación evita que la fractura empeore durante el traslado hasta recibir ayuda médica.

4. Heridas y hemorragias

Las **heridas** y las **hemorragias** son dos de las situaciones más comunes a las que se enfrenta un socorrista o cualquier persona que deba aplicar primeros auxilios. Aunque en muchas ocasiones no ponen en riesgo vital inmediato, en otras pueden ser graves y requerir una actuación rápida para evitar infecciones, pérdida excesiva de sangre y complicaciones mayores.

Una herida se entiende como toda lesión que afecta a la piel o a los tejidos subyacentes, producida por un agente físico (corte, golpe, objeto punzante, etc.).

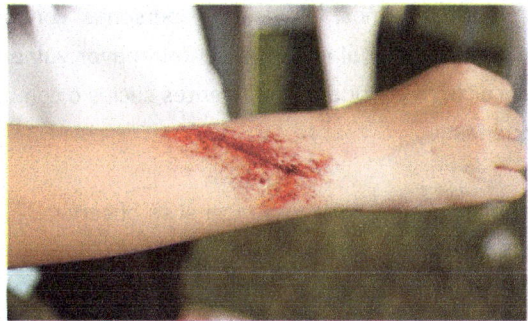

Fig. 18. La gravedad de la herida dependerá de la extensión, profundidad, localización y del tipo de agente que la ha originado

La hemorragia, en cambio, se refiere a la salida de sangre del sistema circulatorio como consecuencia de la rotura de vasos sanguíneos. Puede presentarse de forma aislada o acompañar a las heridas, y su gravedad dependerá del volumen de sangre perdido y de la velocidad de sangrado. Una hemorragia intensa puede poner en peligro la vida en pocos minutos.

Aunque muchas veces aparecen juntas, es importante diferenciar:

- Una **herida** puede no presentar hemorragia significativa (ejemplo: abrasiones superficiales).
- Una **hemorragia** puede darse sin herida externa (ejemplo: hemorragias internas tras un golpe abdominal).
- En ocasiones, una herida profunda genera **hemorragias graves** que requieren control inmediato.

Al atender una herida o hemorragia se deben tener en cuenta ciertos factores que aumentan el riesgo de complicaciones:

- **Localización de la lesión**: las heridas en cabeza y cara suelen sangrar más, aunque no siempre son graves; las hemorragias abdominales o torácicas pueden ser letales.
- **Extensión y profundidad**: cuanto mayor sea el área dañada, mayor será el riesgo de infección o pérdida de sangre.

- **Estado de la víctima**: niños, ancianos y personas con enfermedades (como diabetes o problemas de coagulación) presentan mayor vulnerabilidad.
- **Medio en el que ocurre**: heridas en ambientes sucios o con objetos contaminados favorecen infecciones.

Se debe sospechar gravedad y actuar con urgencia si se observan:

- Hemorragias abundantes que no ceden con presión.
- Sangrado a chorro (posible lesión arterial).
- Pérdida de sangre acompañada de **mareo, sudor frío, palidez o pérdida de conciencia** (signos de shock).
- Heridas profundas con exposición de tejidos o huesos.
- Presencia de cuerpos extraños incrustados.

La pérdida de sangre equivalente al 20% del volumen sanguíneo (aproximadamente 1 litro en un adulto) puede poner en peligro la vida, por lo que el control rápido de las hemorragias es una prioridad en primeros auxilios.

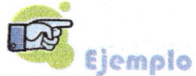
Ejemplo

Un trabajador sufre un corte en el brazo con una herramienta. El sangrado es abundante y no se detiene con la presión directa. En este caso, lo correcto será aplicar compresión firme y constante sobre la herida, elevar el brazo y solicitar asistencia médica urgente, ya que existe riesgo de hemorragia arterial.

4.1. Heridas

Se denomina **herida** a toda lesión que interrumpe la continuidad de la piel o de los tejidos subyacentes, causada por un agente físico (golpe, corte, objeto punzante, etc.). La piel es la primera barrera de defensa del organismo frente a agentes externos, por lo que cualquier ruptura implica un riesgo de infección además de una posible hemorragia.

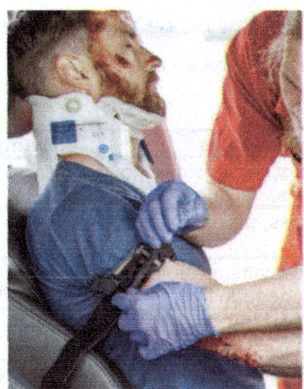

Fig. 19. La gravedad de una herida no depende únicamente de su aspecto externo, sino de factores como la profundidad, la localización y la afectación de estructuras internas (músculos, tendones, nervios o huesos)

Al producirse una herida, suelen aparecer manifestaciones que ayudan a valorar su alcance:

- Dolor local en la zona afectada.
- Sangrado, que puede variar de leve a intenso.
- Inflamación y enrojecimiento alrededor de la lesión.
- Pérdida de funcionalidad si afecta a articulaciones o músculos.
- En algunos casos, exposición de tejidos profundos o presencia de cuerpos extraños.

Existen distintos criterios para clasificar las heridas. Una de las más utilizadas en primeros auxilios se basa en el agente que las produce:

Tipo de herida	Características	Ejemplo	Riesgo principal
Incisas	Bordes regulares, producidas por objetos cortantes.	Corte con cuchillo.	Hemorragia abundante.
Contusas	Bordes irregulares, producidas por golpes.	Golpe con piedra.	Lesión interna oculta, hematomas.
Punzantes	Profundas y estrechas, producidas por objetos puntiagudos.	Clavo, aguja.	Riesgo de infección y hemorragia interna.
Abrasivas o erosivas	Superficiales, afectan solo a la epidermis.	Caída sobre asfalto.	Riesgo de infección por suciedad.
Laceradas	Bordes desgarrados, con tejidos arrancados.	Accidentes laborales.	Cicatrización lenta, infección.
Avulsivas	Pérdida de una parte de tejido.	Mordedura grave.	Hemorragia severa, daño funcional.
Heridas por arma de fuego	Entrada (y a veces salida) de proyectil.	Disparo.	Daño interno imprevisible.

La atención debe centrarse en detener la hemorragia, prevenir la infección y proteger el tejido dañado:

1. Lavarse las manos o usar guantes para evitar contagios.
2. Limpiar la herida con agua limpia o suero fisiológico, eliminando suciedad superficial.
3. Detener la hemorragia aplicando compresión directa con gasas estériles.
4. Proteger la herida con un apósito limpio y estéril.
5. No manipular cuerpos extraños incrustados (vidrios, clavos), ya que pueden estar taponando la hemorragia.
6. No aplicar polvos, pomadas o desinfectantes agresivos directamente en heridas profundas.
7. Solicitar asistencia médica si la herida es profunda, extensa, está muy contaminada o presenta sangrado abundante.

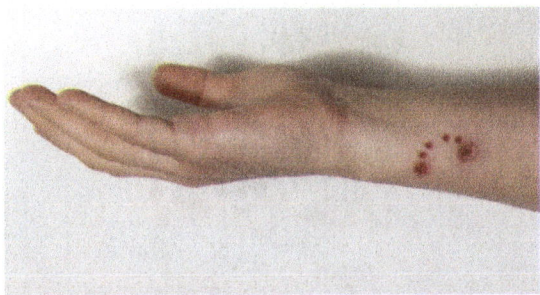

Fig. 20. En heridas producidas por mordeduras, clavos oxidados o material contaminado, es fundamental valorar la vacunación antitetánica y acudir a un centro de salud para valoración

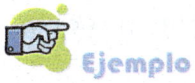 **Ejemplo**

Un ciclista se cae y sufre una herida abrasiva en la rodilla con restos de tierra y arena. La actuación correcta será lavar abundantemente con agua o suero fisiológico, retirar la suciedad superficial, aplicar un apósito estéril y vigilar la evolución, acudiendo al médico si la inflamación o el dolor aumentan.

4.2. Hemorragias

La **hemorragia** es la salida de sangre del sistema circulatorio debido a la rotura de vasos sanguíneos. Puede manifestarse de forma visible, cuando la sangre fluye al exterior, o permanecer oculta en el interior del organismo. Su gravedad depende de la cantidad de sangre perdida, la velocidad del sangrado y el vaso afectado.

En condiciones normales, un adulto posee entre 4 y 6 litros de sangre.

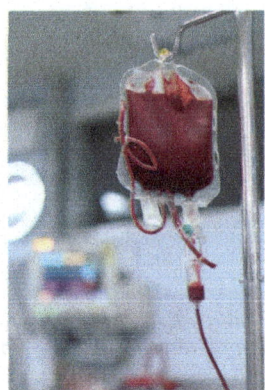

Fig. 21. La pérdida de más de un 20% del volumen sanguíneo puede provocar shock hipovolémico, situación que pone en riesgo inmediato la vida

Para comprender mejor cómo actuar, resulta útil clasificar las hemorragias según dos criterios principales:

Según el tipo de vaso sanguíneo afectado:

Tipo de hemorragia	Características	Riesgo principal
Arterial	Sangrado rojo vivo, a chorro, pulsátil. Difícil de controlar.	Gran pérdida de sangre en pocos minutos.
Venosa	Sangrado rojo oscuro, flujo continuo.	Menor presión, pero riesgo de sangrado abundante.
Capilar	Sangrado lento y difuso.	Generalmente leve, riesgo de infección.

Según la localización del sangrado:

- **Externa:** la sangre sale al exterior, fácilmente visible.
- **Interna:** la sangre se acumula dentro del organismo (tórax, abdomen, cráneo), con riesgo elevado de muerte.
- **Exteriorizada:** la sangre sale al exterior a través de orificios naturales (vómito de sangre, sangre en orina, sangrado nasal abundante).

Las hemorragias internas son especialmente peligrosas porque no se ven a simple vista. Se debe sospechar de ellas cuando aparecen:

- Palidez y sudor frío.
- Pulso débil y rápido.
- Respiración acelerada.
- Mareo, desmayo o pérdida de conciencia.
- Hinchazón o dolor en abdomen, tórax o extremidades tras un golpe.

El control rápido de una hemorragia es prioritario en primeros auxilios. Las medidas principales son:

1. Comprobar la seguridad del entorno y colocarse guantes si es posible.
2. Aplicar presión directa sobre la herida con gasas estériles o, en su defecto, con un paño limpio.
3. Mantener la presión de forma constante hasta que ceda el sangrado.
4. Elevar la extremidad lesionada por encima del nivel del corazón si es posible.
5. En hemorragias persistentes, aplicar vendaje compresivo manteniendo la presión.
6. No retirar los apósitos empapados: se colocan más capas encima.
7. En casos graves, avisar de inmediato a emergencias (112).
8. Si la víctima presenta signos de shock, abrigarla, colocarla tumbada y elevar las piernas si no hay sospecha de fractura.

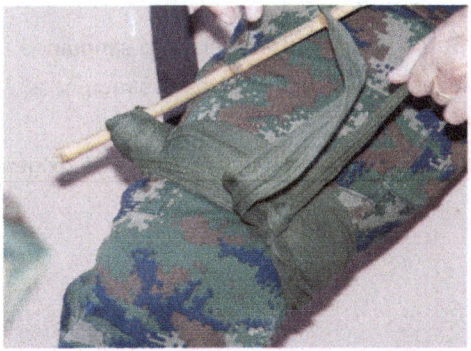

Fig. 22. El uso de torniquetes solo está indicado en situaciones extremas (hemorragias masivas en extremidades, amputaciones, imposibilidad de controlar el sangrado por otros medios) y debe colocarse lo más próximo posible a la herida, anotando la hora de aplicación

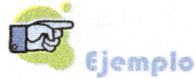
Ejemplo

Un operario sufre un corte profundo en el antebrazo con una máquina. La sangre brota de manera pulsátil y abundante. En este caso, se debe aplicar presión directa inmediata, mantener la compresión con un vendaje firme y avisar de urgencia a los servicios médicos, ya que se trata de una hemorragia arterial.

4.3. Shock hipovolémico

El **shock hipovolémico** es una situación de emergencia vital que se produce cuando el organismo pierde una cantidad significativa de sangre o de líquidos, lo que provoca una disminución crítica del volumen circulante. Como consecuencia, el corazón no puede bombear suficiente sangre a los órganos vitales, especialmente al cerebro, corazón y riñones, desencadenando un colapso progresivo que, si no se trata a tiempo, puede causar la muerte.

En primeros auxilios, se considera una de las complicaciones más graves de las hemorragias intensas, pero también puede deberse a deshidratación severa, vómitos o diarreas profusas, quemaduras extensas o pérdidas de plasma.

El organismo intenta compensar la pérdida de volumen mediante varios mecanismos:

- **Aceleración del pulso** para mantener el riego sanguíneo.
- **Vasoconstricción** (estrechamiento de vasos sanguíneos), que desvía la sangre a los órganos vitales.
- **Respiración acelerada** para aumentar el aporte de oxígeno.

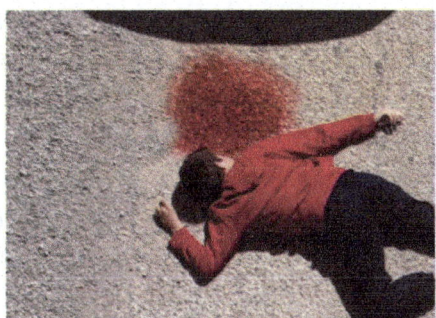

Fig. 23. Cuando la pérdida es muy grande, estos mecanismos dejan de ser efectivos y aparece el colapso circulatorio

Los signos que permiten identificarlo son bastante característicos:

- Palidez extrema y piel fría y sudorosa.
- Pulso débil y rápido.
- Respiración superficial y acelerada.
- Sed intensa.
- Ansiedad, confusión o pérdida de conciencia.
- En fases avanzadas: ausencia de pulso periférico, pupilas dilatadas y riesgo de paro cardiorrespiratorio.

Se describe la evolución clínica del shock hipovolémico:

Grado	Pérdida de volumen sanguíneo	Síntomas principales
Leve (hasta 15%)	Pulso algo más rápido, ligera ansiedad.	Aún compensado.
Moderado (20-30%)	Palidez, sudor frío, taquicardia evidente, sed.	Riesgo de shock progresivo.
Grave (30-40%)	Pulso muy débil, respiración rápida, confusión mental.	Emergencia vital.
Muy grave (>40%)	Pérdida de conciencia, paro respiratorio y cardíaco.	Alto riesgo de muerte.

La atención inmediata frente a un shock hipovolémico es prioritaria:

1. Avisar urgentemente a emergencias (112).
2. Detener la causa de la pérdida de volumen: controlar hemorragias con presión directa o vendaje compresivo.

3. Colocar a la víctima en decúbito supino (tumbada boca arriba).

4. Elevar las piernas unos 30 cm para favorecer el retorno sanguíneo, siempre que no existan fracturas ni lesiones en pelvis o columna.

5. Abrigar a la persona para evitar pérdida de calor.

6. No darle de beber ni comer, aunque refiera sed.

7. Vigilar constantemente la respiración y el pulso hasta la llegada de ayuda.

8. Si entra en parada cardiorrespiratoria, iniciar maniobras de RCP básica.

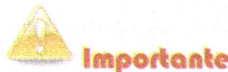

El shock hipovolémico progresa rápidamente: la actuación en los primeros minutos es decisiva para la supervivencia. Cada minuto sin intervención reduce las posibilidades de recuperación.

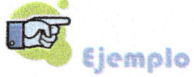

Un ciclista sufre una caída y presenta una fractura abierta en la pierna con hemorragia intensa. Sus compañeros observan que está muy pálido, suda en exceso y refiere mucha sed. La actuación correcta será detener la hemorragia con compresión, tumbarlo boca arriba, elevar sus piernas, abrigarlo y avisar de inmediato a emergencias, evitando darle agua hasta que llegue asistencia médica.

5. Mordeduras y picaduras

Las **mordeduras y picaduras** constituyen un motivo frecuente de consulta en primeros auxilios, ya que pueden provocar desde lesiones leves y locales hasta reacciones graves que ponen en peligro la vida de la persona afectada.

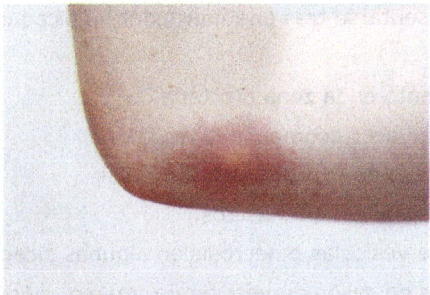

Fig. 24. Las mordeduras y picaduras se producen por la acción de animales, insectos o arácnidos, que pueden introducir en el organismo microorganismos, toxinas o veneno a través de la piel

Aunque la mayoría de estas lesiones suelen ser molestas, pero poco graves, algunas pueden derivar en infecciones, reacciones alérgicas severas (anafilaxia) o transmisión de enfermedades. Por ello, conocer cómo identificarlas y actuar de manera rápida resulta fundamental.

Para entender mejor este tipo de lesiones, conviene diferenciar entre ambos conceptos:

Tipo de lesión	Características	Riesgos principales
Mordedura	Lesión causada por los dientes de un animal o ser humano. Puede ser superficial o profunda.	Infección por bacterias presentes en la boca, desgarros, hemorragias.
Picadura	Lesión producida por la inyección de veneno o sustancias irritantes a través de aguijón, aparato bucal o pinzas.	Reacción inflamatoria local, alergia, envenenamiento.

No todas las mordeduras y picaduras tienen la misma relevancia. Se consideran de mayor riesgo aquellas que cumplen alguna de estas condiciones:

- Mordeduras de animales desconocidos o salvajes, por el riesgo de rabia u otras enfermedades.
- Mordeduras profundas o localizadas en cara, cuello o manos.
- Picaduras múltiples, especialmente en personas alérgicas.
- Reacciones generalizadas: dificultad para respirar, hinchazón de cara o cuello, mareos.
- Picaduras o mordeduras de animales venenosos (alacranes, arañas, serpientes, peces venenosos, etc.).

Los signos que suelen presentarse tras una mordedura o picadura incluyen:

- Dolor y enrojecimiento en la zona afectada.
- Inflamación local, a veces acompañada de calor.
- Hemorragia en el caso de mordeduras profundas.
- Prurito (picor) en picaduras de insectos.
- Posible aparición de vesículas o necrosis en algunas picaduras venenosas.
- Síntomas generales en casos graves: fiebre, mareo, dificultad respiratoria, pérdida de conciencia.

El procedimiento de actuación debe adaptarse al tipo de lesión, pero de manera general se recomienda:

1. Lavar la zona con agua y jabón para reducir el riesgo de infección.
2. Aplicar frío local para disminuir el dolor y la inflamación.
3. No rascar ni frotar la zona, ya que puede extender el veneno o la infección.
4. Cubrir la lesión con apósito limpio si hay herida.
5. Vigilar la aparición de síntomas generales que indiquen reacción alérgica o intoxicación.
6. En caso de mordedura animal, acudir siempre a un centro sanitario para valoración y posible vacunación antitetánica y antirrábica.
7. Llamar a emergencias de forma inmediata si la persona presenta dificultad respiratoria, mareos o pérdida de conciencia (signos de anafilaxia).

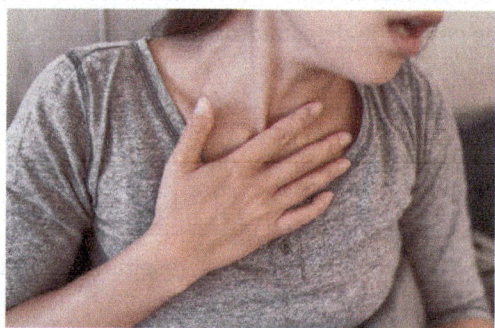

Fig. 25. Las reacciones alérgicas graves (anafilaxia) pueden aparecer minutos después de una picadura, especialmente en personas sensibilizadas

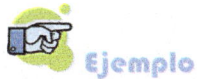 **Ejemplo**

Un niño jugando en el campo sufre varias picaduras de avispas en brazos y cuello. Inicialmente presenta dolor y enrojecimiento, pero minutos después empieza a tener dificultad para respirar y los labios se le hinchan. En este caso, se trata de una reacción anafiláctica que requiere atención inmediata: llamar a emergencias y, si dispone de autoinyector de adrenalina, aplicarlo de inmediato.

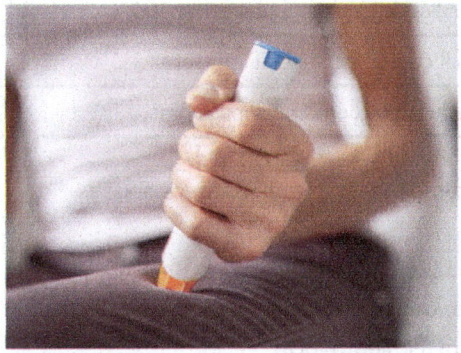

Fig. 26. El uso de adrenalina autoinyectable (si la persona dispone de ella) y la llamada urgente a emergencias son medidas vitales

5.1. Mordeduras

Las **mordeduras** son lesiones producidas por los dientes de un animal o ser humano, que pueden variar desde pequeñas marcas superficiales hasta heridas profundas con riesgo de infección grave. Aunque a menudo se consideran lesiones menores, las mordeduras representan una urgencia potencial, ya que la saliva de animales y personas contiene una gran cantidad de bacterias capaces de provocar infecciones.

Además, algunas mordeduras implican un riesgo añadido por la transmisión de enfermedades como la rabia, el tétanos o infecciones víricas y bacterianas.

Para comprender su abordaje, se pueden clasificar en función del origen:

Tipo de mordedura	Características	Riesgos principales
Mordedura humana	Menos frecuentes, pero con elevada carga bacteriana. Suelen producirse en peleas o en niños pequeños.	Infecciones graves, hepatitis B, VIH (casos raros).
Mordedura de perro	Las más habituales. Pueden ser superficiales o desgarros profundos.	Infección, transmisión de rabia si no está vacunado.
Mordedura de gato	Heridas pequeñas pero muy profundas, por colmillos afilados.	Alta probabilidad de infección (Pasteurella multocida).
Mordedura de animales salvajes	Difícil control del animal agresor.	Rabia, infecciones severas.
Mordedura de roedores	Asociadas a condiciones insalubres.	Riesgo de leptospirosis u otras zoonosis.

Los signos que suelen acompañar a una mordedura son:

- Dolor intenso en la zona afectada.
- Sangrado variable, dependiendo de la profundidad.
- Inflamación y enrojecimiento local.
- Presencia de marcas dentales o desgarro de tejidos.
- En casos complicados: supuración, fiebre o ganglios inflamados (indicio de infección).

El tratamiento inicial de una mordedura debe orientarse a prevenir la infección, controlar la hemorragia y reducir complicaciones:

1. Lavar la herida de inmediato con abundante agua y jabón durante varios minutos.
2. Desinfectar la zona con un antiséptico (clorhexidina o povidona yodada).
3. Si hay sangrado, presionar con gasas estériles para detenerlo.
4. Cubrir con un apósito limpio y no cerrar la herida de forma hermética para permitir el drenaje.
5. Vigilar signos de infección en los días posteriores (enrojecimiento, calor, pus).
6. Acudir siempre a un centro sanitario para valoración médica:
   o Administración de antibióticos si es necesario.
   o Revisión de vacunación antitetánica.
   o Considerar vacunación antirrábica según el tipo de animal y circunstancias.

7. En mordeduras profundas en cara, manos o cerca de articulaciones, solicitar atención urgente por el riesgo de secuelas funcionales y estéticas.

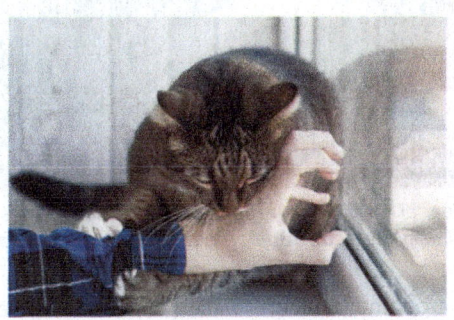

Fig. 27. Las mordeduras de gato y las humanas son las que presentan mayor riesgo de infección, incluso si parecen superficiales; siempre requieren valoración médica

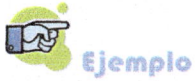 **Ejemplo**

Un hombre es mordido por un perro desconocido en la pierna mientras paseaba por la calle. La herida presenta sangrado moderado y varias marcas profundas de colmillos. La actuación correcta será lavar la herida con abundante agua y jabón, aplicar desinfectante, cubrirla con gasas limpias y acudir inmediatamente a un centro sanitario para valorar el riesgo de rabia y la necesidad de vacunación o antibióticos.

5.2. Picaduras

Las **picaduras** son lesiones producidas por insectos, arácnidos o animales marinos, que introducen en el organismo sustancias tóxicas, irritantes o venenos a través de aguijones, mandíbulas o espinas. Aunque la mayoría de las picaduras son molestas pero benignas, en ciertos casos pueden desencadenar reacciones alérgicas graves o incluso intoxicaciones potencialmente mortales.

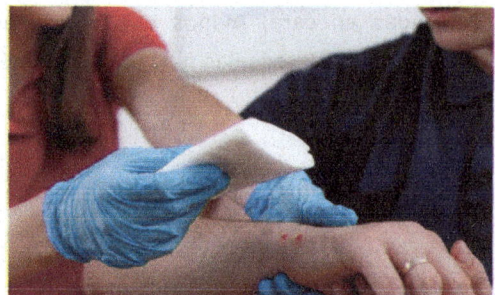

Fig. 28. En primeros auxilios, el objetivo es reducir las molestias locales, evitar la propagación de toxinas y detectar rápidamente signos de gravedad

Los signos más comunes tras una picadura suelen ser locales y de corta duración, aunque en personas sensibles pueden generalizarse:

- Dolor o escozor inmediato en la zona.
- Enrojecimiento y hinchazón alrededor de la picadura.
- Prurito (picor), en ocasiones intenso.
- Aparición de habones o vesículas.
- En casos graves: mareos, dificultad respiratoria, taquicardia, pérdida de conciencia (reacción anafiláctica).

No todas las picaduras son iguales; se consideran de alto riesgo aquellas que:

- Producen múltiples lesiones (ejemplo: enjambre de abejas).
- Se localizan en cara, cuello o vías respiratorias, por riesgo de obstrucción.
- Ocurren en personas alérgicas conocidas a venenos de insectos.
- Provienen de animales venenosos (escorpiones, arañas peligrosas, medusas, peces venenosos, serpientes marinas).
- Desencadenan síntomas generales (mareos, dificultad para respirar, sudor frío, desorientación).

La intervención frente a picaduras depende del tipo de animal, pero existen unas pautas comunes:

1. Mantener la calma y tranquilizar a la persona afectada.
2. Retirar el aguijón si está visible (ejemplo: abeja), rascando suavemente con un objeto rígido como una tarjeta, nunca apretando con los dedos.
3. Lavar la zona con agua y jabón.
4. Aplicar frío local (hielo envuelto en tela) para disminuir inflamación y dolor.
5. No rascar la lesión, ya que favorece la infección.
6. Elevar la extremidad afectada si es posible, para reducir la inflamación.
7. Observar la evolución: si aparecen signos de reacción alérgica (dificultad respiratoria, mareo, hinchazón de labios o lengua), llamar de inmediato a emergencias (112).
8. En caso de personas con historial de alergia grave, utilizar el autoinyector de adrenalina si lo llevan consigo.

Algunos ejemplos de picaduras comunes son:

Animal	Características de la picadura	Riesgos principales
Mosquito	Lesión pequeña, pruriginosa.	Molestia, riesgo de transmisión de enfermedades en zonas endémicas.
Abeja	Aguijón clavado, dolor inmediato.	Reacción alérgica o anafilaxia en personas sensibles.
Avispa	Dolor punzante, sin aguijón retenido.	Reacciones alérgicas graves.
Araña	Dos pequeñas punciones, inflamación.	Algunas especies producen necrosis o afectación neurológica.
Medusa	Lesiones lineales, ardor intenso.	Reacción cutánea severa, dolor generalizado.
Escorpión	Dolor agudo y edema local.	Envenenamiento sistémico en especies tóxicas.

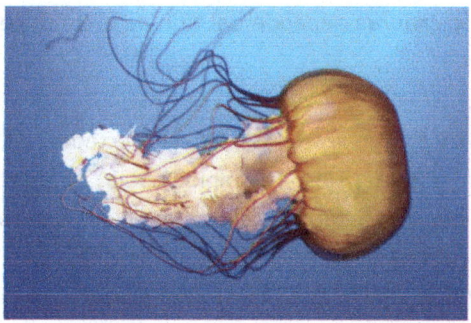

Fig. 29. En el caso de picaduras de medusas, no se debe aplicar agua dulce ni frotar la zona; lo indicado es lavar con agua salada y aplicar frío local

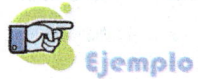

Una mujer pasea por el campo y es picada en el brazo por una avispa. Inicialmente presenta dolor y enrojecimiento, pero a los pocos minutos comienza con dificultad para respirar y mareo. Se trata de una reacción anafiláctica, por lo que la actuación correcta será llamar inmediatamente a emergencias y administrar adrenalina si dispone de autoinyector, manteniéndola tumbada hasta la llegada de ayuda.

6. Intoxicaciones

Se denomina **intoxicación** a la alteración del organismo producida por la entrada de una sustancia tóxica que, en una determinada cantidad, resulta nociva para la salud. Esta sustancia puede introducirse en el cuerpo por ingestión, inhalación, inyección o contacto cutáneo/mucoso.

Las intoxicaciones representan una emergencia médica que puede manifestarse de forma aguda (síntomas inmediatos tras la exposición) o crónica (tras exposiciones repetidas en el tiempo).

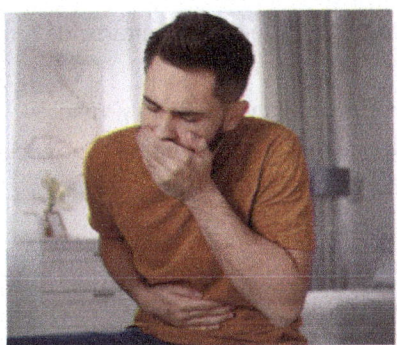

Fig. 30. El pronóstico dependerá del tipo de tóxico, la cantidad, la vía de entrada y la rapidez de la atención

Las intoxicaciones pueden producirse en diferentes contextos de la vida cotidiana y laboral:

- **Domésticas:** consumo accidental de productos de limpieza, cosméticos, medicamentos o alimentos en mal estado.
- **Laborales:** exposición a gases tóxicos, pesticidas, disolventes o productos químicos.
- **Alimentarias:** ingestión de alimentos contaminados por bacterias, hongos o toxinas.
- **Recreativas:** consumo de alcohol, drogas o sustancias estupefacientes.
- **Accidentales:** inhalación de humo en incendios, contacto con sustancias corrosivas.

La sustancia tóxica puede penetrar en el cuerpo por diferentes vías:

Vía de entrada	Ejemplo	Posibles efectos
Ingestión	Medicamentos, alcohol, productos químicos.	Náuseas, vómitos, dolor abdominal, alteración de conciencia.
Inhalación	Gases, monóxido de carbono, humo.	Mareos, dificultad respiratoria, pérdida de conciencia.
Inyección	Drogas intravenosas, picaduras o mordeduras venenosas.	Efectos rápidos, riesgo vital inmediato.
Contacto cutáneo o mucoso	Plaguicidas, productos corrosivos.	Quemaduras, irritación, absorción sistémica.

Aunque dependen del agente tóxico, suelen presentarse de forma característica:

- Malestar general, dolor abdominal, náuseas y vómitos.
- Mareo, visión borrosa, confusión o pérdida de conciencia.
- Dificultad para respirar o respiración acelerada.
- Sudoración excesiva o piel pálida.
- Convulsiones en casos graves.
- Alteración del pulso (muy rápido o muy lento).

En toda sospecha de intoxicación, la prioridad es evitar la absorción del tóxico y mantener las funciones vitales:

1. Avisar inmediatamente a emergencias (112) indicando qué sustancia ha provocado la intoxicación, cantidad aproximada y vía de entrada.
2. No provocar el vómito salvo indicación expresa de profesionales sanitarios, ya que puede agravar la lesión (especialmente en productos corrosivos o derivados del petróleo).
3. Retirar a la persona del contacto con el tóxico si es inhalado (abrir ventanas, salir al exterior).
4. Si es por contacto cutáneo, retirar la ropa contaminada y lavar la piel con abundante agua.
5. Si es por ingestión, no administrar alimentos, bebidas ni remedios caseros (como leche, bicarbonato o vinagre).
6. Mantener a la víctima en reposo, vigilando respiración y pulso.
7. En caso de pérdida de conciencia y respiración conservada, colocar en posición lateral de seguridad.
8. Si no respira, iniciar RCP básica.

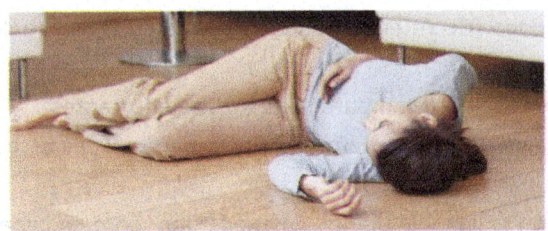

Fig. 31. En intoxicaciones por monóxido de carbono, la persona puede perder la conciencia sin síntomas previos

El socorrista nunca debe exponerse sin protección: lo prioritario es ventilar el lugar y avisar a emergencias.

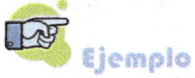

Un niño pequeño encuentra un frasco de limpiador en la cocina y bebe una cantidad indeterminada. Poco después comienza a vomitar y muestra quemaduras en la boca. En este caso, la actuación correcta será no inducir el vómito, enjuagar suavemente la boca con agua, mantenerlo consciente en reposo y avisar inmediatamente al 112, llevando el envase del producto al centro sanitario para facilitar la identificación del tóxico

6.1. Intoxicación por gases

La **intoxicación por gases** se produce cuando una persona inhala sustancias tóxicas presentes en el aire, que al entrar en los pulmones se incorporan rápidamente a la sangre y alcanzan los órganos vitales. Se trata de una de las intoxicaciones más graves, ya que puede provocar asfixia, daño cerebral irreversible o la muerte en pocos minutos si no se actúa con rapidez.

Los gases tóxicos más habituales en emergencias son:

- **Monóxido de carbono (CO):** gas incoloro e inodoro producido en combustiones incompletas (estufas, braseros, motores). Es la causa más frecuente de intoxicación accidental.

- Dióxido de carbono (CO_2): en espacios mal ventilados, puede desplazar al oxígeno y provocar asfixia.
- Gases de incendio: humo con partículas tóxicas e irritantes.
- Gases industriales o agrícolas: amoníaco, cloro, pesticidas en espacios cerrados.

Los signos varían según el gas y el tiempo de exposición, pero en general se presentan:

- Dolor de cabeza, mareo y náuseas.
- Fatiga y debilidad general.
- Confusión o desorientación.
- Dificultad para respirar o sensación de falta de aire.
- Piel con coloración rojiza o rosada intensa en el caso de intoxicación por monóxido de carbono.
- Pérdida de conocimiento y, en casos graves, paro cardiorrespiratorio.

En este tipo de intoxicaciones, lo primero es garantizar la seguridad del socorrista, ya que entrar sin protección al lugar contaminado puede convertirlo también en víctima.

La secuencia de actuación es la siguiente:

1. No entrar en lugares cerrados sin ventilación si no se dispone de equipos de protección.
2. Avisar inmediatamente a emergencias (112) indicando el posible gas implicado.
3. Si es seguro, ventilar el espacio abriendo puertas y ventanas.
4. Retirar a la víctima al aire libre o a un lugar bien ventilado.
5. Aflojar ropa ajustada y mantener a la persona en reposo.
6. Valorar su estado:
   o Si respira, mantener vigilada su conciencia y respiración.
   o Si no respira, iniciar RCP básica.
7. No administrar líquidos ni inducir el vómito.

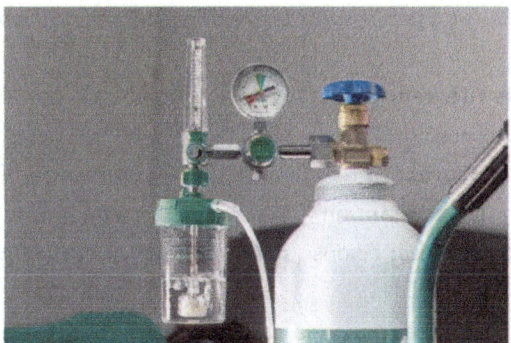

Fig. 32. En intoxicación por monóxido de carbono, el tratamiento definitivo es la administración de oxígeno en un centro sanitario

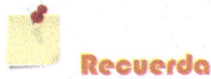

Recuerda

El monóxido de carbono es conocido como el "asesino silencioso", ya que no tiene olor, color ni sabor, y la víctima no percibe el peligro hasta que aparecen los síntomas graves.

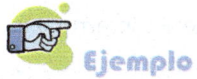

Ejemplo

Una familia utiliza un brasero en una habitación cerrada durante la noche. A la mañana siguiente, varios miembros se despiertan con dolor de cabeza, mareos y náuseas, mientras que uno de ellos permanece inconsciente. En este caso, lo correcto será ventilar de inmediato la habitación, sacar a las personas al aire libre, avisar a emergencias y comprobar el estado del inconsciente, iniciando RCP si no respira.

6.2. Intoxicación por agentes químicos

Las **intoxicaciones por agentes químicos** se producen cuando sustancias corrosivas o tóxicas penetran en el organismo, ya sea por ingestión, inhalación o contacto cutáneo/mucoso. Son emergencias graves porque muchos productos químicos tienen una acción rápida y destructiva sobre los tejidos, pudiendo causar quemaduras internas, alteraciones metabólicas graves o fallo multiorgánico.

Entre los productos más comunes responsables de estas intoxicaciones se encuentran:

- **Ácidos y álcalis fuertes:** productos de limpieza (lejía, amoníaco, desatascadores, limpiadores de hornos).
- **Disolventes y pinturas:** trementina, aguarrás, diluyentes.
- **Plaguicidas e insecticidas:** organofosforados, carbamatos.
- **Corrosivos industriales:** ácidos (sulfúrico, clorhídrico) y álcalis (sosa cáustica).

Los signos dependen del producto y la vía de exposición, pero en general pueden observarse:

- **Por ingestión:** dolor intenso en boca, garganta y estómago, vómitos (a veces con sangre), dificultad para tragar, quemaduras en labios y mucosa oral.
- **Por inhalación:** tos, dificultad respiratoria, sensación de ahogo, irritación ocular y de mucosas.
- **Por contacto cutáneo:** enrojecimiento, dolor, quemaduras locales.
- **Síntomas generales:** mareo, debilidad, convulsiones, pérdida de conciencia.

El protocolo de actuación frente a intoxicaciones químicas debe centrarse en interrumpir el contacto con el tóxico y mantener las funciones vitales, teniendo siempre en cuenta la seguridad del socorrista:

1. **Avisar inmediatamente a emergencias (112)** y, si es posible, aportar el nombre del producto implicado (llevar el envase).
2. **No inducir el vómito**, ya que el tóxico puede causar lesiones más graves al volver a pasar por el esófago.
3. **Si es ingestión:** enjuagar la boca con agua, pero sin provocar vómito ni dar grandes cantidades de líquido.
4. **Si es inhalación:** retirar a la persona del área contaminada y trasladarla a un lugar ventilado.
5. **Si es contacto cutáneo:** retirar la ropa impregnada y lavar la piel abundantemente con agua corriente durante al menos 15 minutos.
6. **Si es contacto ocular:** irrigar los ojos con agua o suero fisiológico de forma continua durante al menos 10-15 minutos.

7. Mantener a la víctima en reposo, vigilando respiración y pulso, e iniciar RCP si fuera necesario.

Anotación

En intoxicaciones químicas, las medidas caseras como dar leche, vinagre, bicarbonato o aceite están contraindicadas, ya que pueden agravar la acción corrosiva del producto.

Se exponen ejemplos de productos y riesgos asociados:

Producto químico	Vía de entrada más frecuente	Efecto principal
Lejía (hipoclorito)	Ingestión o inhalación	Quemaduras en mucosas, dificultad respiratoria.
Sosa cáustica	Ingestión o contacto	Necrosis de tejidos, perforación esofágica.
Amoníaco	Inhalación	Irritación respiratoria, broncoespasmo.
Plaguicidas organofosforados	Ingestión o inhalación	Alteración neurológica, convulsiones, fallo respiratorio.
Disolventes (aguarrás, thinner)	Ingestión o inhalación	Náuseas, vómitos, daño hepático.

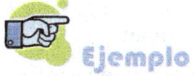

Un trabajador de limpieza ingiere accidentalmente un sorbo de desatascador cáustico al confundirlo con agua. Inmediatamente siente dolor en la garganta y presenta vómitos con restos sanguinolentos. La actuación correcta será no inducir el vómito, enjuagarle la boca con agua, mantenerlo sentado y en reposo, y avisar urgentemente al 112, llevando el envase del producto para facilitar el tratamiento médico.

6.3. Intoxicación por contacto con productos agrícolas

Las intoxicaciones por productos agrícolas son aquellas que se producen al entrar en contacto con plaguicidas, insecticidas, herbicidas o fertilizantes químicos, utilizados habitualmente en actividades del sector primario. Estos compuestos, diseñados para eliminar plagas o favorecer cultivos, contienen sustancias potencialmente tóxicas para el ser humano, que pueden absorberse a través de la piel, mucosas, inhalación o ingestión accidental.

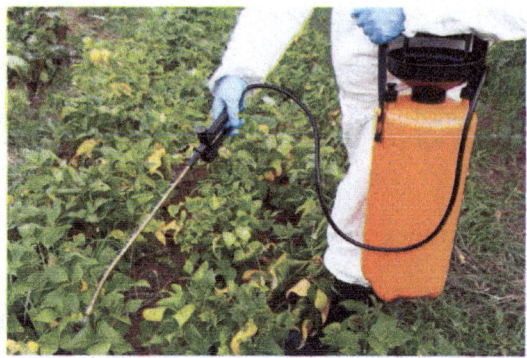

Fig. 33. Las intoxicaciones con productos agrícolas representan un riesgo laboral importante en trabajadores agrícolas, pero también pueden afectar a la población general por una manipulación inadecuada de estos productos

Algunos de los compuestos más implicados en intoxicaciones son:

- **Organofosforados y carbamatos** (insecticidas): inhiben la actividad nerviosa, provocando síntomas graves.
- **Herbicidas (paraquat, glifosato):** muy tóxicos si se ingieren o inhalan.
- **Fungicidas y fertilizantes nitrogenados:** pueden provocar irritación en piel y mucosas.

Los efectos dependen del producto y de la vía de entrada, pero de forma general se presentan:

- **Por contacto cutáneo:** irritación, enrojecimiento, ardor, dermatitis.
- **Por inhalación:** tos, dificultad respiratoria, dolor de cabeza, mareos.
- **Por ingestión accidental:** náuseas, vómitos, dolor abdominal, diarrea.
- **En casos graves (organofosforados):** salivación excesiva, visión borrosa, debilidad muscular, convulsiones y riesgo de paro respiratorio.

Ante una sospecha de intoxicación por productos agrícolas, se debe actuar con rapidez, protegiendo siempre al socorrista:

1. **Protegerse antes de intervenir**: usar guantes, mascarilla o paños húmedos si no se dispone de equipos adecuados.
2. **Retirar a la víctima del lugar contaminado**, llevándola a un espacio ventilado.
3. **Quitar la ropa impregnada** y aislarla en una bolsa cerrada para evitar nuevas exposiciones.
4. **Lavar la piel** afectada con abundante agua y jabón durante al menos 15 minutos.
5. **En caso de contacto ocular**, irrigar de forma continua con agua o suero fisiológico.
6. **No inducir el vómito** en caso de ingestión accidental, salvo indicación médica.
7. **Avisar de inmediato a emergencias (112)**, llevando la etiqueta o envase del producto para facilitar la identificación.
8. Vigilar signos vitales y, si es necesario, iniciar maniobras de **RCP básica**.

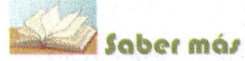
Saber más

Los plaguicidas organofosforados son especialmente peligrosos porque inhiben la enzima acetilcolinesterasa, lo que ocasiona un exceso de actividad nerviosa. Su intoxicación puede evolucionar rápidamente hacia fallo respiratorio, por lo que requiere tratamiento hospitalario urgente con antídotos específicos.

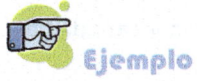
Ejemplo

Un trabajador agrícola manipula insecticidas sin guantes y, tras varias horas, comienza a sentir mareos, visión borrosa y salivación abundante. Sus compañeros lo retiran del campo, le quitan la ropa impregnada y lavan su piel con abundante agua. Posteriormente llaman al 112, facilitando el envase del producto al equipo de emergencias para orientar el tratamiento.

6.4. Intoxicación etílica y coma etílico

La **intoxicación etílica** se produce cuando existe un exceso de alcohol en sangre que altera el funcionamiento del sistema nervioso central. El alcohol es un depresor del sistema nervioso, por lo que en pequeñas cantidades provoca desinhibición y euforia, pero en consumos elevados genera descoordinación, somnolencia, pérdida de conciencia e incluso paro respiratorio.

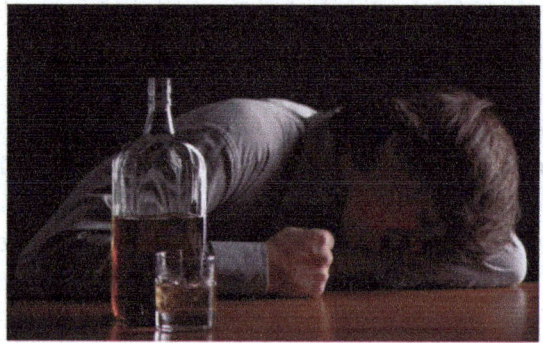

Fig. 34. Cuando la concentración de alcohol en sangre es muy alta, puede producirse el coma etílico, una situación de extrema gravedad que pone en riesgo la vida de la persona

El grado de intoxicación depende de:

- **Cantidad de alcohol ingerido** y rapidez del consumo.
- **Peso y complexión** de la persona.
- **Sexo**: en mujeres, el alcohol suele tener mayor efecto debido a menor cantidad de agua corporal.
- **Consumo simultáneo de fármacos o drogas**.
- **Tolerancia individual**: personas acostumbradas al consumo pueden presentar síntomas más tarde, aunque no están libres de riesgos.

Los efectos aparecen de forma progresiva, y pueden dividirse en varias fases:

Fase	Síntomas principales
Leve	Euforia, desinhibición, dificultad para coordinar movimientos, habla pastosa.
Moderada	Mareos, vómitos, somnolencia, alteración de la memoria, agresividad o apatía.
Grave	Pérdida de conciencia, respiración lenta e irregular, piel fría y sudorosa, hipotermia.
Coma etílico	Inconsciencia profunda, ausencia de respuesta a estímulos, riesgo de vómito aspirado, paro respiratorio.

El procedimiento varía en función de la gravedad de la intoxicación:

1. **En intoxicación leve o moderada:**
   - o Retirar al afectado de situaciones de riesgo (carretera, agua, maquinaria).
   - o Mantenerlo en reposo, en un lugar seguro y ventilado.
   - o Dar líquidos no alcohólicos (agua, zumo) si está consciente.

2. **En intoxicación grave o coma etílico:**
   - o Avisar inmediatamente a emergencias (112).
   - o Colocar a la persona en posición lateral de seguridad si está inconsciente, pero respira, para evitar la aspiración de vómito.
   - o Vigilar respiración y pulso en todo momento.
   - o No inducir el vómito, ya que puede causar atragantamiento.
   - o No administrar café ni duchas frías: estos "remedios caseros" son ineficaces y peligrosos.
   - o Si no respira, iniciar maniobras de RCP básica.

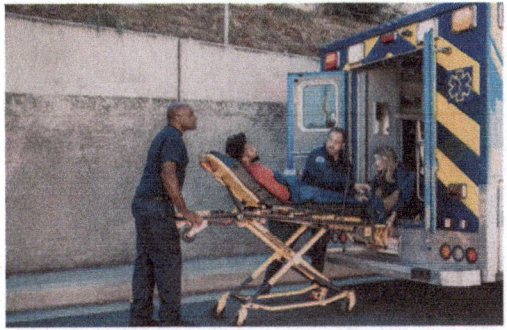

Fig. 35. El coma etílico se considera una urgencia vital absoluta

Una persona en este estado debe ser trasladada a un hospital, donde se aplicará tratamiento médico (control de glucemia, hidratación intravenosa, vigilancia intensiva).

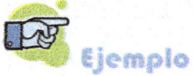

En una fiesta, un joven consume gran cantidad de alcohol en poco tiempo. Poco después, comienza a vomitar, se queda somnoliento y finalmente pierde el conocimiento. Sus amigos intentan mantenerlo despierto agitándolo, pero lo correcto será colocarlo en posición lateral de seguridad, llamar a emergencias y vigilar su respiración, evitando que aspire el vómito.

6.5. Intoxicación por ingesta de alimentos

La intoxicación alimentaria se produce al consumir alimentos o bebidas contaminados con microorganismos patógenos (bacterias, virus, parásitos), sus toxinas o sustancias químicas nocivas. Generalmente cursa como un cuadro de gastroenteritis aguda, con síntomas que afectan sobre todo al aparato digestivo, aunque en algunos casos puede comprometer órganos vitales y poner en riesgo la vida.

La mayoría de los episodios son leves y autolimitados, pero ciertos grupos de población —niños, ancianos, embarazadas e inmunodeprimidos— presentan un riesgo mayor de complicaciones.

Existen diversos agentes que pueden contaminar los alimentos:

Causa	Ejemplos	Riesgos principales
Bacterias	Salmonella, Escherichia coli, Listeria, Clostridium botulinum.	Diarrea, vómitos, fiebre, deshidratación; el botulismo puede ser mortal.
Virus	Norovirus, hepatitis A.	Gastroenteritis aguda, ictericia (hepatitis).
Parásitos	Anisakis en pescado, Giardia.	Dolor abdominal, reacciones alérgicas, alteraciones digestivas.
Toxinas naturales	Hongos venenosos, mariscos contaminados.	Síntomas neurológicos y digestivos graves.
Contaminantes químicos	Pesticidas, metales pesados.	Trastornos digestivos, daño hepático o renal.

Los síntomas suelen aparecer entre unas horas y 72 horas después de la ingesta, y dependen del agente implicado:

- Náuseas y vómitos.
- Dolor abdominal y cólicos.
- Diarrea, en ocasiones con sangre.
- Fiebre y malestar general.
- Deshidratación: boca seca, mareos, disminución de orina.
- En casos graves: visión borrosa, parálisis muscular (botulismo), fallo multiorgánico.

El tratamiento inicial se centra en prevenir complicaciones y mantener la hidratación:

1. **Mantener reposo** y vigilancia de los síntomas.
2. **Reponer líquidos y sales minerales** con agua, sueros de rehidratación oral o caldos ligeros.
3. **Evitar alimentos sólidos pesados, alcohol o café** en las primeras horas.
4. **No automedicarse** con antibióticos o fármacos antidiarreicos sin indicación médica.
5. **Consultar de inmediato con un centro sanitario** si se presentan:
   o Diarrea con sangre.
   o Vómitos persistentes.
   o Fiebre alta.
   o Síntomas neurológicos (visión doble, dificultad para hablar).
   o Afectación en grupos de riesgo (niños pequeños, ancianos, embarazadas).

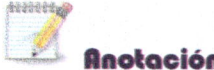

Anotación

El botulismo, causado por la toxina del Clostridium botulinum en alimentos mal conservados, es una de las intoxicaciones más graves: provoca parálisis muscular progresiva y requiere tratamiento urgente hospitalario.

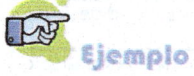

Ejemplo

Una familia almuerza en un restaurante y, a las pocas horas, varios miembros comienzan con vómitos, diarrea y fiebre. En este caso, la actuación inmediata será mantener hidratación oral con sueros de rehidratación, reposo y vigilancia, y acudir al médico para diagnóstico, especialmente si los síntomas son intensos o persisten más de 48 horas.

6.6. Intoxicaciones específicas

Bajo el término de intoxicaciones específicas se incluyen aquellas provocadas por sustancias concretas que producen cuadros clínicos característicos y que, por su frecuencia o gravedad, merecen un tratamiento aparte. Se trata de intoxicaciones bien definidas por su mecanismo de acción, su sintomatología y la necesidad de actuación urgente y especializada.

Entre las más relevantes destacan:

- **Intoxicación por setas venenosas:** suele producirse tras la ingesta accidental de hongos silvestres. Algunas especies, como la *Amanita phalloides*, provocan vómitos, diarrea intensa, daño hepático y pueden ser mortales.
- **Intoxicación por mariscos contaminados:** determinadas toxinas marinas (ej. toxina paralizante o diarreica) pueden estar presentes en moluscos filtradores como mejillones o almejas, causando síntomas digestivos y neurológicos.
- **Botulismo alimentario:** ya comentado en el apartado anterior, causado por *Clostridium botulinum*, con parálisis muscular progresiva.

- **Intoxicación por metales pesados:** plomo, mercurio o arsénico, a través de alimentos o agua contaminada, producen alteraciones neurológicas, renales y digestivas.
- **Intoxicación por drogas recreativas:** consumo de sustancias psicoactivas como cocaína, éxtasis (MDMA) o anfetaminas, que pueden provocar arritmias, hipertermia, convulsiones o colapso cardiovascular.

Aunque cada tóxico tiene un cuadro propio, en términos generales se pueden encontrar:

- Náuseas, vómitos y diarrea.
- Dolor abdominal.
- Alteraciones neurológicas (confusión, convulsiones, visión borrosa, parálisis).
- Fallo hepático o renal en intoxicaciones graves.
- Pérdida de conciencia o colapso circulatorio en casos avanzados.

Ante una sospecha de intoxicación específica, las medidas generales son:

1. Avisar de inmediato a emergencias (112) y, si es posible, llevar el resto de la sustancia o envase para facilitar la identificación.
2. No provocar el vómito, ya que puede empeorar el cuadro o dañar el esófago.
3. Mantener a la víctima en reposo y bajo vigilancia, comprobando respiración y pulso.
4. Rehidratar al afectado si está consciente y no presenta vómitos persistentes.
5. En caso de pérdida de conciencia, colocar en posición lateral de seguridad y vigilar la vía aérea.
6. Si no respira, iniciar RCP básica.

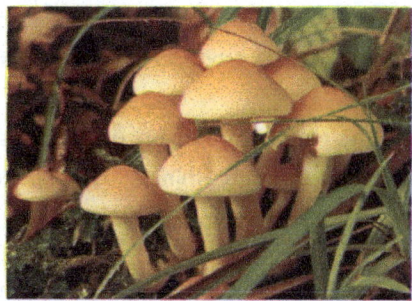

Fig. 36. Las intoxicaciones por setas venenosas y mariscos contaminados no tienen antídoto específico; el tratamiento hospitalario consiste en soporte vital y medidas para eliminar la toxina, lo que subraya la importancia de no recolectar ni consumir productos de origen dudoso

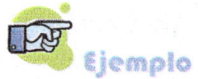

Un grupo de senderistas consume setas silvestres recolectadas durante una excursión. A las pocas horas, varios de ellos presentan vómitos y diarrea intensa, y uno de ellos muestra confusión mental. En este caso, la actuación inmediata será llamar a emergencias, conservar una muestra de las setas ingeridas, mantener hidratación y vigilar el estado de conciencia, evitando inducir el vómito.

7. Quemaduras

Las **quemaduras** son lesiones producidas en los tejidos corporales debido a la acción de agentes externos que generan un aumento excesivo de temperatura, reacciones químicas, radiaciones o corrientes eléctricas.

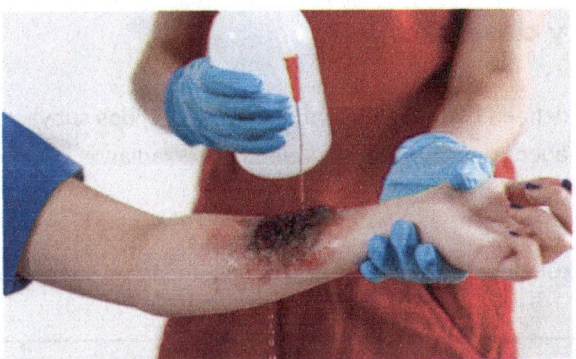

Fig. 37. Las quemaduras constituyen una de las emergencias médicas más frecuentes y pueden variar desde afectaciones superficiales leves hasta situaciones graves que ponen en peligro la vida

El daño que provoca una quemadura no se limita únicamente a la piel; en los casos más graves puede afectar a tejido subcutáneo, músculos, vasos sanguíneos, nervios e incluso huesos, alterando de manera significativa la función del organismo. Además, las quemaduras extensas conllevan un riesgo elevado de infecciones, pérdida de líquidos, shock hipovolémico y complicaciones respiratorias.

Antes de clasificar las quemaduras, es importante tener en cuenta que la gravedad depende de varios factores combinados:

- **Profundidad de la lesión** (nivel de tejidos afectados).
- **Extensión** (superficie corporal quemada, medida con reglas como la de los 9 de Wallace).
- **Localización** (zonas como cara, cuello, manos, pies, genitales y articulaciones son más graves).
- **Edad del paciente** (niños y ancianos son más vulnerables).
- **Causa de la quemadura** (térmica, química, eléctrica o radiación).
- **Estado general de salud** previo de la persona.

7.1. Definición y clasificación

Las quemaduras se definen como una lesión de la piel y tejidos subyacentes producida por la exposición a un agente físico, químico, eléctrico o radiante que provoca destrucción celular.

En función de la profundidad del daño tisular, las quemaduras se clasifican en:

Grado	Características	Aspecto clínico	Dolor	Evolución
Primer grado	Afecta solo a la epidermis.	Piel enrojecida, seca, sin ampollas.	Dolor intenso al tacto.	Suelen curar en pocos días sin dejar cicatriz.
Segundo grado superficial	Afecta a la epidermis y parte de la dermis.	Ampollas, piel húmeda y enrojecida.	Dolor intenso.	Pueden curar en 2-3 semanas, con riesgo leve de cicatriz.
Segundo grado profundo	Lesión más extensa de la dermis.	Piel moteada, pálida, con menor sensibilidad.	Dolor variable o reducido.	Requieren más tiempo de curación, con riesgo de cicatriz o injertos.
Tercer grado	Afecta a toda la piel y tejidos subyacentes.	Piel blanca, marrón o carbonizada, seca y dura.	Indolora (destrucción de terminaciones nerviosas).	No se regeneran por sí solas, necesitan injertos.
Cuarto grado	Lesión muy profunda que alcanza músculos, tendones o huesos.	Aspecto carbonizado.	Ausencia de sensibilidad en la zona.	Altamente grave, con riesgo vital y amputaciones.

Además del grado, la extensión de la quemadura es fundamental para valorar la gravedad. Para ello se utiliza:

- **Regla de Wallace o "regla de los 9"**, que asigna porcentajes de superficie corporal a distintas partes del cuerpo:
  - Cabeza y cuello: 9%
  - Tronco anterior: 18%
  - Tronco posterior: 18%
  - Cada brazo: 9%
  - Cada pierna: 18%
  - Periné: 1%

- En **niños**, se utiliza la **tabla de Lund y Browder**, más precisa porque considera la proporción distinta de la superficie corporal infantil.

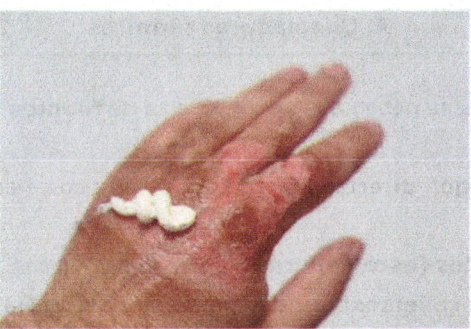

Fig. 38. Las quemaduras de segundo grado profundo, tercer y cuarto grado, así como aquellas que afectan a áreas críticas (cara, vías respiratorias, manos, pies, genitales), deben ser consideradas graves y requieren atención hospitalaria inmediata

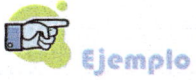

Un niño se derrama accidentalmente agua hirviendo en el brazo. Presenta enrojecimiento, dolor intenso y varias ampollas. Se trata de una quemadura de segundo grado superficial, que necesitará curas locales y vigilancia médica para prevenir complicaciones.

7.2. Causas

Las quemaduras pueden producirse por diferentes agentes externos capaces de dañar la piel y los tejidos subyacentes. La identificación de la causa es esencial, ya que condiciona tanto la gravedad de la lesión como la actuación de primeros auxilios y el tratamiento médico posterior.

Las principales causas de quemaduras son las siguientes:

A. Quemaduras térmicas

Son las más frecuentes y se deben a la acción directa de **fuentes de calor**.

- **Llamas o fuego directo:** incendios domésticos, accidentes laborales o explosiones.
- **Líquidos calientes (escaldaduras):** agua, aceite, sopas, líquidos industriales.
- **Objetos sólidos calientes:** planchas, estufas, tubos metálicos, escapes de moto.
- **Frío extremo:** exposición prolongada a temperaturas muy bajas puede producir quemaduras por congelación o **quemaduras criogénicas**.

B. Quemaduras químicas

Ocurren por el contacto de la piel o mucosas con **ácidos o bases corrosivas** que provocan destrucción celular.

- **Ácidos fuertes:** sulfúrico, nítrico, clorhídrico.
- **Bases fuertes:** sosa cáustica, amoníaco, lejía.
- **Otros productos químicos agrícolas o industriales:** fertilizantes, disolventes, productos de limpieza.

Estas quemaduras continúan lesionando el tejido mientras la sustancia esté en contacto, por lo que la **neutralización y el lavado inmediato** son fundamentales.

C. Quemaduras eléctricas

Se producen por el paso de la **corriente eléctrica** a través del cuerpo.

Suelen dejar una pequeña lesión cutánea visible, pero provocan un daño interno profundo en músculos, vasos sanguíneos y nervios. Pueden producir arritmias, paro cardíaco o lesiones neurológicas.

También ocurren en casos de rayos (quemaduras por electricidad natural).

D. Quemaduras por radiación

Generadas por la exposición a fuentes de radiación, que dañan la piel y otros órganos.

- **Radiación solar (quemadura solar):** la más común, causada por exposición excesiva a los rayos UV.
- **Radioterapia médica:** en tratamientos oncológicos puede producir eritemas y lesiones cutáneas.
- **Accidentes nucleares o industriales:** exposición a radiación ionizante, altamente peligrosa y con efectos sistémicos.

Se expone un resumen de causas de quemaduras:

Tipo de quemadura	Ejemplos frecuentes	Particularidad clínica
Térmicas	Fuego, líquidos u objetos calientes, frío extremo	Muy comunes; gravedad según profundidad y extensión.
Químicas	Ácidos (sulfúrico), bases (sosa cáustica), productos de limpieza	Siguen dañando el tejido mientras permanecen en contacto.
Eléctricas	Corriente eléctrica, rayos	Daño interno profundo; riesgo de arritmias.
Radiación	Sol, radioterapia, accidentes nucleares	Pueden causar lesiones cutáneas y sistémicas.

En primeros auxilios, la **actuación inmediata varía según la causa**:

- En **quemaduras térmicas**, enfriar con agua a temperatura ambiente.
- En **químicas**, lavar de inmediato con abundante agua.
- En **eléctricas**, desconectar la fuente antes de tocar a la víctima.
- En **radiación**, retirar a la persona de la fuente y valorar exposición sistémica.

7.3. Síntomas

Los síntomas de una quemadura dependen fundamentalmente de tres factores: el agente causal, la profundidad de la lesión y la extensión de la superficie corporal afectada.

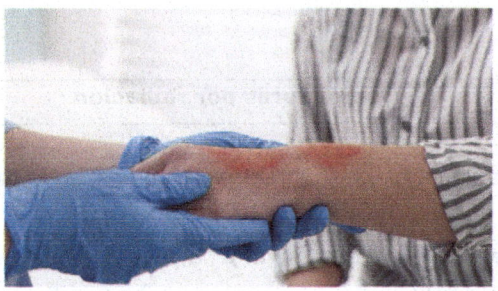

Fig. 39. La piel, al ser el principal órgano de protección, cuando resulta dañada manifiesta signos visibles y produce alteraciones sistémicas si la quemadura es extensa o profunda

A. Síntomas locales (en la zona de la quemadura)

Las manifestaciones clínicas más comunes en la piel y tejidos próximos son:

- **Enrojecimiento (eritema):** característico de las quemaduras leves.
- **Dolor o escozor:** más intenso en quemaduras superficiales, disminuye en las más profundas.
- **Inflamación (edema):** la zona afectada se hincha debido al daño tisular.
- **Ampollas (flictenas):** aparecen en quemaduras de segundo grado por acumulación de líquido bajo la epidermis.
- **Cambio de coloración:** desde rojo intenso hasta aspecto blanco céreo, marrón o carbonizado en quemaduras profundas.
- **Pérdida de sensibilidad:** en lesiones graves de tercer y cuarto grado, por destrucción de terminaciones nerviosas.
- **Escaras:** tejido muerto, rígido y oscuro, que cubre la zona afectada.

B. Síntomas generales (en todo el organismo)

Cuando la quemadura es extensa o compromete áreas críticas, se pueden observar síntomas sistémicos que ponen en riesgo la vida:

- **Dolor generalizado** y dificultad para movilizar la zona lesionada.
- **Fiebre** como respuesta inflamatoria o por infección.
- **Deshidratación y pérdida de electrolitos** por la evaporación de líquidos a través de la piel dañada.
- **Shock hipovolémico**, debido a la pérdida masiva de líquidos y plasma.
- **Alteraciones respiratorias**, si la quemadura afecta vías aéreas (inhalación de humo o gases).
- **Náuseas y vómitos,** en algunos casos de quemaduras extensas o por absorción de tóxicos.
- **Confusión o pérdida de conciencia**, cuando el daño es severo o existe compromiso respiratorio.

Gravedad	Síntomas locales	Síntomas generales
Leve (1º grado)	Enrojecimiento, dolor, calor local	Sin síntomas generales.
Moderada (2º grado)	Ampollas, dolor intenso, edema	Malestar general, riesgo leve de deshidratación.
Grave (3º-4º grado, extensas)	Piel blanca, marrón o carbonizada, escaras, pérdida de sensibilidad	Shock, deshidratación severa, alteraciones respiratorias, pérdida de conciencia.

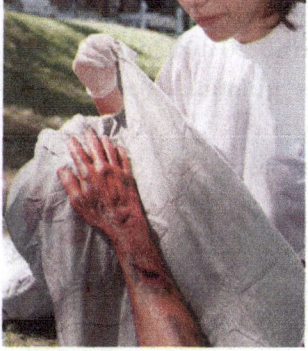

Fig. 40. El dolor no siempre es proporcional a la gravedad: las quemaduras profundas de tercer grado pueden ser indoloras debido a la destrucción de terminaciones nerviosas, aunque son mucho más graves que las superficiales dolorosas

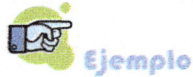
Ejemplo

Un trabajador sufre una descarga eléctrica. Presenta una pequeña marca en la mano, pero a los pocos minutos comienza con dificultad respiratoria y mareo. Aunque el síntoma local parece mínimo, la quemadura eléctrica ha generado síntomas sistémicos graves que requieren atención hospitalaria inmediata.

7.4. Actuación general

La **atención inmediata** a una quemadura es decisiva para limitar el daño, aliviar el dolor, prevenir infecciones y evitar complicaciones como el **shock hipovolémico**. Aunque las actuaciones específicas dependen del tipo de quemadura (térmica, química, eléctrica o por radiación), existen pautas generales que deben aplicarse en cualquier caso.

Los pasos generales de actuación son:

1. **Garantizar la seguridad del rescatador y de la víctima:**
   o Retirar a la persona de la fuente de calor, sustancia química o corriente eléctrica, siempre de forma segura.
   o Evitar que el socorrista quede expuesto al mismo agente causal.
2. **Interrumpir el proceso de quemadura:**
   o En **quemaduras térmicas**: enfriar la zona con agua a temperatura ambiente durante 10-20 minutos.
   o En **quemaduras químicas**: lavar con abundante agua corriente para arrastrar el producto.
   o En **quemaduras eléctricas**: desconectar la corriente antes de tocar al accidentado.
3. **Valorar el estado general de la víctima:**
   o Comprobar **conciencia, respiración y pulso**.
   o Detectar síntomas de **shock** o afectación respiratoria.
   o Aplicar reanimación cardiopulmonar (RCP) si es necesario.

4. **Atender la zona lesionada:**

   o Retirar con cuidado relojes, pulseras, cinturones o prendas ajustadas antes de que aparezca inflamación.

   o No retirar ropa adherida a la piel, ya que puede agravar la lesión.

   o Cubrir la zona con **gasas estériles o paños limpios** para protegerla del ambiente y reducir el riesgo de infección.

   o Evitar la aplicación de remedios caseros como mantequilla, pasta de dientes o pomadas no indicadas.

5. **Controlar el dolor y la hidratación:**

   o Mantener a la persona en reposo y tranquila.

   o Ofrecer agua o líquidos en pequeñas cantidades si está consciente y no vomita.

   o En quemaduras extensas, evitar dar alimentos o líquidos hasta valoración médica.

6. **Solicitar ayuda sanitaria:**

   o Contactar con emergencias (112) si la quemadura es extensa, profunda, afecta cara, manos, pies, genitales, articulaciones o vías respiratorias.

   o Trasladar a la víctima al hospital en posición cómoda, evitando movimientos innecesarios.

¿Qué hacer y qué no hacer ante quemaduras?

Qué hacer	Qué no hacer
Enfriar con agua corriente a temperatura ambiente.	Usar hielo directamente (puede agravar la lesión).
Cubrir con gasas estériles o paño limpio.	Reventar ampollas.
Retirar objetos ajustados de la zona.	Retirar ropa pegada a la piel.
Vigilar signos de shock.	Aplicar pomadas, aceites o remedios caseros.
Avisar a emergencias si es grave.	Demorar la atención médica en quemaduras extensas o profundas.

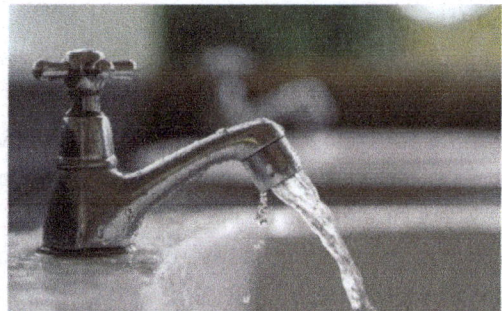

Fig. 41. El enfriamiento inmediato con agua reduce la temperatura del tejido, alivia el dolor y disminuye la extensión de la lesión

Sin embargo, debe hacerse con agua a temperatura ambiente, ya que el uso de agua muy fría o hielo puede empeorar el daño tisular.

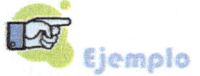

Una persona se quema la mano con aceite caliente en la cocina. El procedimiento correcto será colocar la mano bajo agua a temperatura ambiente durante 15 minutos, retirar anillos y pulseras, cubrir la quemadura con una gasa limpia y acudir a un centro médico si aparecen ampollas o el dolor es intenso.

7.5. Actuaciones específicas en quemaduras según sus causas

Cada tipo de quemadura requiere **primeros auxilios diferenciados** en función del agente que la produce. Aunque todas comparten la necesidad de mantener la calma, proteger la zona lesionada y acudir a asistencia médica en los casos graves, existen pasos concretos que mejoran el pronóstico y reducen complicaciones.

1. **Quemaduras térmicas (fuego, líquidos, objetos calientes):**
   - Retirar a la víctima de la fuente de calor.
   - Enfriar la zona con agua a temperatura ambiente durante 10-20 minutos.
   - Retirar ropa y objetos ajustados, excepto los que estén adheridos a la piel.
   - Cubrir con gasas estériles o paño limpio.

- No aplicar hielo, mantequilla, pasta de dientes ni pomadas caseras.

2. **Quemaduras químicas:**
   - Retirar con cuidado la ropa impregnada por el producto.
   - Lavar inmediatamente la zona con abundante agua corriente durante al menos 20 minutos para diluir y arrastrar el agente.
   - Evitar el uso de sustancias neutralizantes (ej. usar un ácido para una base), ya que puede empeorar la lesión.
   - Proteger al rescatador con guantes o barreras para no contaminarse.
   - En contacto ocular, irrigar con agua o suero fisiológico mientras se mantiene el ojo abierto.

3. **Quemaduras eléctricas:**
   - Cortar la corriente o desconectar la fuente antes de tocar a la víctima.
   - Valorar el estado de conciencia, respiración y pulso; iniciar RCP si es necesario.
   - Explorar posibles lesiones de entrada y salida de la corriente, ya que el daño interno puede ser mucho mayor que el externo.
   - Mantener a la persona tumbada y vigilada, ya que puede presentar arritmias o paro cardíaco incluso tiempo después del accidente.
   - Cubrir las lesiones visibles con gasas estériles.

4. **Quemaduras por radiación:**
   - Retirar a la víctima de la fuente de exposición (sol, radiación artificial o ionizante).
   - En quemaduras solares leves: enfriar la piel, hidratar, aplicar paños húmedos y proteger la zona del sol.
   - En casos graves (radioterapia, accidentes nucleares): cubrir las zonas afectadas, mantener hidratación y trasladar a un centro especializado.
   - Vigilar síntomas sistémicos, como vómitos o fiebre, que indican exposición severa.

Se expone una comparativa de las actuaciones específicas:

Tipo de quemadura	Actuación inmediata	Precauciones especiales
Térmica	Enfriar con agua 10-20 min, cubrir con gasas	No usar hielo ni remedios caseros
Química	Retirar ropa contaminada y lavar con abundante agua	No neutralizar con productos químicos
Eléctrica	Desconectar corriente, valorar RCP, cubrir lesiones	Riesgo de arritmias y daño interno
Radiación	Retirar de la fuente, enfriar, hidratar y proteger	Vigilar síntomas sistémicos, derivar si grave

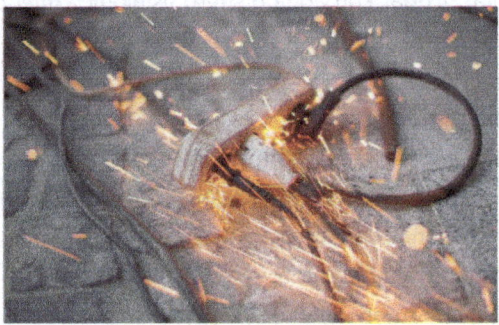

Fig. 42. En quemaduras eléctricas y químicas, la lesión puede ser más grave de lo que aparenta externamente, por lo que siempre se debe derivar a un centro hospitalario, aunque la lesión cutánea sea pequeña

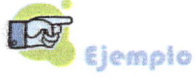 Ejemplo

Un trabajador de limpieza sufre una salpicadura de lejía concentrada en el brazo. La actuación correcta será retirar la ropa impregnada, lavar inmediatamente con abundante agua durante al menos 20 minutos, cubrir con gasas estériles y acudir a un centro médico para valoración.

8. Parto de urgencia

El **parto de urgencia** se produce cuando una mujer inicia el proceso de alumbramiento de forma repentina, sin tiempo de trasladarse a un centro sanitario.

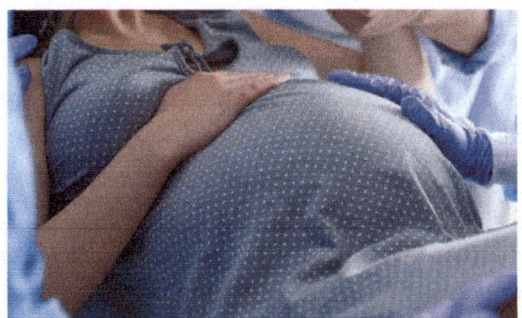

Fig. 43. Aunque la asistencia profesional es lo ideal, en determinadas circunstancias puede ser necesario aplicar medidas de primeros auxilios para garantizar la seguridad de la madre y del recién nacido hasta la llegada de ayuda especializada

El objetivo de la actuación es favorecer un desarrollo natural del parto, prevenir complicaciones y mantener en todo momento la asepsia y la tranquilidad.

Antes de iniciar cualquier actuación, es importante reconocer si el parto es inminente. Los principales signos son:

- **Contracciones regulares, intensas y frecuentes**, cada 2-3 minutos.
- **Sensación de pujo** o necesidad de empujar.
- **Ruptura de la bolsa amniótica** con salida de líquido.
- **Aparición de la cabeza del bebé** en la vulva (coronamiento).

Cuando estos signos están presentes, es muy probable que el parto se produzca en pocos minutos.

Los pasos de actuación ante un parto de urgencia son los siguientes:

1. **Avisar a los servicios de emergencia (112):**
   o Siempre que sea posible, se debe contar con asistencia médica durante el proceso.
2. **Garantizar un ambiente seguro y limpio:**
   o Colocar a la madre tumbada boca arriba con las rodillas flexionadas y separadas.
   o Asegurar privacidad, higiene y tranquilidad.
   o Lavarse bien las manos antes de cualquier intervención.

3. **Asistir la salida del bebé:**

   o   Dejar que el parto avance de forma natural, sin frenar la salida.

   o   Sostener suavemente la cabeza del bebé con las manos limpias cuando aparezca.

   o   Revisar que el cordón umbilical no esté enrollado alrededor del cuello; si lo está, intentar retirarlo con cuidado.

   o   Permitir la salida progresiva del resto del cuerpo sin tirar del bebé.

4. **Cuidados inmediatos del recién nacido:**

   o   Colocar al bebé sobre el abdomen o pecho de la madre, fomentando el **contacto piel con piel**.

   o   Secar al recién nacido con paños limpios y cubrirlo para evitar pérdida de calor.

   o   Si no respira, estimularlo frotando suavemente su espalda o plantas de los pies.

5. **Atención al cordón umbilical:**

   o   No cortar el cordón si no se dispone de material estéril.

   o   Esperar a que lleguen los profesionales sanitarios.

6. **Atención a la madre tras el alumbramiento:**

   o   Vigilar hemorragias. Si son abundantes, colocar paños limpios en la zona y elevar ligeramente las piernas.

   o   Favorecer la lactancia inmediata, lo cual estimula la contracción uterina y reduce el sangrado.

¿Qué hacer y qué evitar en un parto de urgencia?

Qué hacer	Qué no hacer
Mantener la calma y avisar al 112.	Intentar frenar la salida del bebé.
Favorecer un ambiente limpio y cálido.	Tirar del bebé para acelerar el parto.
Colocar al recién nacido sobre la madre y cubrirlo.	Separar al bebé de la madre sin necesidad.
Vigilar hemorragias maternas.	Cortar el cordón sin condiciones higiénicas adecuadas.

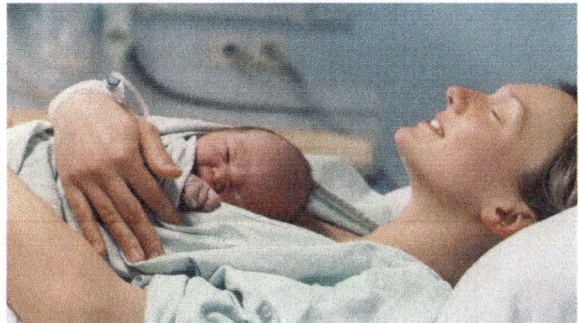

Fig. 44. La mayoría de los partos evolucionan de manera natural y segura

La labor del socorrista no es dirigir el proceso, sino acompañar, tranquilizar y proteger a la madre y al bebé hasta la llegada de profesionales sanitarios.

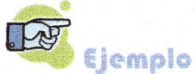

Una mujer embarazada rompe aguas en su domicilio y comienza a tener contracciones cada dos minutos. Antes de que llegue la ambulancia, el bebé inicia la salida. Los presentes deben colocarla en un lugar limpio, asistir con las manos limpias el descenso del bebé, colocarlo sobre el pecho de la madre tras el alumbramiento, cubrirlos para evitar la pérdida de calor y esperar a los sanitarios.

8.1. Parto: primera fase

El **parto** se divide en varias fases, siendo la primera fase la que corresponde al periodo de dilatación. Esta etapa puede variar en duración según cada mujer, pero constituye el inicio del proceso de alumbramiento. Su reconocimiento es fundamental para diferenciar entre un parto en curso y uno inminente, y así preparar el entorno y solicitar asistencia sanitaria adecuada.

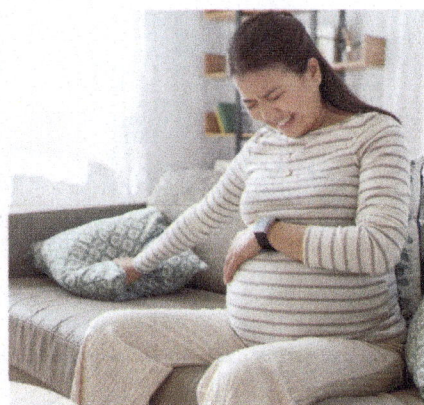

Fig. 45. Durante la primera fase, el cuerpo de la madre se prepara para la expulsión del bebé mediante contracciones y cambios en el cuello uterino

Sus principales características son:

- **Contracciones uterinas:** inicialmente espaciadas y poco dolorosas, se vuelven más intensas, frecuentes y regulares.
- **Dilata el cuello uterino:** el cuello del útero se abre progresivamente hasta alcanzar unos 10 cm, lo que permite el paso del bebé.
- **Duración variable:** puede extenderse entre 8 y 12 horas en primíparas (primer parto) y entre 4 y 6 horas en mujeres con partos previos.
- **Ruptura de la bolsa amniótica:** puede producirse de forma espontánea en esta fase o ser el inicio del parto.
- **Síntomas acompañantes:** dolor lumbar, sensación de presión abdominal, pérdida de líquido o tapón mucoso.

El papel del socorrista o acompañante durante la primera fase se centra en observar y preparar, ya que todavía no suele requerirse asistencia directa del nacimiento:

1. **Mantener la calma y tranquilizar a la madre**, informando de que es un proceso normal.
2. **Avisar a los servicios de emergencia (112)** en cuanto se sospeche que el parto ha comenzado.

3. **Acomodar a la madre en un lugar seguro y limpio**, preferiblemente tumbada de lado o semisentada para su comodidad.

4. **Controlar el tiempo entre contracciones** para valorar la evolución:
   - Más de 10 minutos → fase inicial.
   - 3-5 minutos → parto más avanzado.

5. **Favorecer la hidratación**, ofreciendo agua o líquidos en pequeñas cantidades.

6. **Preparar materiales limpios** (toallas, sábanas, gasas, mantas) en caso de que el parto evolucione rápidamente.

En esta primera fase, rara vez es necesario intervenir de forma activa. Lo esencial es vigilar los signos de progreso del parto y estar listos para la fase de expulsión, que constituye la segunda fase y en la que el acompañante puede tener que asistir directamente la salida del bebé si no llega a tiempo el personal sanitario.

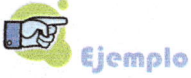

Ejemplo

Una mujer comienza con contracciones cada 10 minutos que van aumentando en intensidad y frecuencia. Su pareja, siguiendo las pautas de primeros auxilios, la mantiene en un lugar limpio y tranquilo, controla los intervalos entre contracciones, prepara toallas limpias y contacta con emergencias para recibir indicaciones mientras esperan la asistencia profesional.

8.2. Parto: segunda fase

La segunda fase del parto corresponde al periodo de expulsión, es decir, el momento en el que el bebé atraviesa el canal del parto hasta nacer. Esta etapa comienza cuando el cuello uterino ha alcanzado la dilatación completa (aproximadamente 10 cm) y finaliza con la salida completa del recién nacido.

Es la fase más intensa y, en situaciones de urgencia fuera de un hospital, aquella en la que el acompañante o socorrista puede tener que asistir activamente el nacimiento.

Las características de la segunda fase son:

- **Contracciones muy intensas y frecuentes**, cada 2-3 minutos, acompañadas de gran dolor.
- **Sensación de pujo**, la madre siente necesidad de empujar de forma instintiva.
- **Coronamiento:** se observa la cabeza del bebé asomando en la vulva.
- **Duración variable:** en primíparas suele durar entre 1 y 2 horas; en mujeres con partos previos, puede ser más rápida (30-60 minutos).
- **Rotura de la bolsa amniótica** si no se produjo antes.

La actuación en primeros auxilios durante la expulsión es la siguiente:

1. **Avisar a emergencias** si no se ha hecho previamente.
2. **Colocar a la madre en posición adecuada:** tumbada boca arriba con las rodillas flexionadas y separadas, o semisentada.
3. **Favorecer el parto natural:**
   o Animar a la madre a pujar cuando lo sienta necesario.
   o No presionar su abdomen ni intentar acelerar el proceso.
4. **Asistir la salida del bebé:**
   o Sostener suavemente la cabeza cuando aparezca, evitando traccionar.
   o Revisar si el cordón umbilical está alrededor del cuello; si lo está, intentar deslizarlo suavemente por encima de la cabeza.
   o Permitir la salida progresiva del resto del cuerpo (hombros y tronco).
5. **Cuidados inmediatos del recién nacido:**
   o Colocar al bebé sobre el abdomen o pecho de la madre (contacto piel con piel).
   o Secarlo con paños limpios y cubrirlo para mantener su temperatura.
   o Valorar si respira: en caso contrario, estimularlo frotando suavemente su espalda o plantas de los pies.
6. **Atención al cordón umbilical:**
   o Si no se dispone de material estéril, **no cortar el cordón**.
   o Esperar a los profesionales sanitarios para la ligadura y corte.

¿Qué hacer y qué no hacer en la expulsión?

Qué hacer	Qué no hacer
Dejar que la madre puje de forma natural.	Empujar el abdomen para acelerar el parto.
Sostener suavemente la cabeza del bebé.	Tirar del bebé para sacarlo.
Revisar el cordón en el cuello.	Separar al recién nacido de la madre sin necesidad.
Cubrir y mantener caliente al bebé.	Bañar al recién nacido inmediatamente.

El riesgo de complicaciones aumenta en esta fase: sufrimiento fetal, atrapamiento de hombros o hemorragias maternas. Por ello, siempre debe priorizarse el contacto con los servicios de emergencia para recibir indicaciones mientras se asiste al parto.

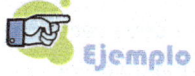

Durante un parto en domicilio, la madre comienza a sentir fuertes deseos de empujar y la cabeza del bebé es visible. El acompañante coloca a la mujer en posición adecuada, se lava las manos, sostiene suavemente la cabeza del bebé cuando aparece, revisa el cordón y lo coloca sobre el abdomen de la madre, cubriéndolos a ambos hasta que llega la asistencia sanitaria.

8.3. Parto: tercera fase

La **tercera fase del parto** se denomina alumbramiento y comprende desde el nacimiento del bebé hasta la expulsión de la placenta y las membranas. Es una etapa que suele durar entre 15 y 30 minutos, aunque puede prolongarse más tiempo en algunas mujeres.

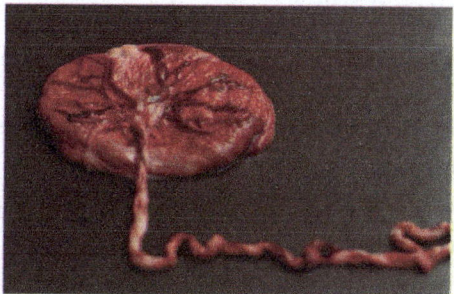

Fig. 46. En la tercera fase, el útero continúa contrayéndose para desprender y expulsar la placenta, a la vez que se inicia el proceso de control del sangrado

Las características de la tercera fase son:

- Comienzan **contracciones menos intensas** que ayudan a la expulsión de la placenta.
- Puede aparecer un **sangrado vaginal moderado**, considerado normal en este momento.
- La madre suele experimentar una sensación de alivio tras el nacimiento, aunque puede presentar cansancio extremo.
- Es fundamental vigilar que la placenta se expulse completa, ya que restos retenidos pueden provocar hemorragias o infecciones.

En un parto de urgencia fuera del hospital, la actuación durante esta fase debe centrarse en acompañar a la madre y vigilar signos de alarma, sin intervenir de forma invasiva.

1. **Esperar la expulsión natural de la placenta:**
   o No tirar del cordón umbilical ni intentar extraer la placenta de forma manual.
   o La expulsión suele producirse de manera espontánea gracias a las contracciones uterinas.
2. **Atender a la madre:**
   o Colocar compresas o paños limpios en la zona genital para recoger el sangrado.
   o Favorecer el **contacto piel con piel y la lactancia materna inmediata**, que estimula la oxitocina y ayuda a contraer el útero, reduciendo el sangrado.
   o Vigilar signos de hemorragia excesiva (sangrado abundante que empapa varias compresas en pocos minutos).
3. **Atender al recién nacido:**
   o Mantenerlo cubierto y en contacto con la madre.
   o Evitar cortar el cordón umbilical si no se dispone de condiciones estériles.
4. **Solicitar y esperar asistencia sanitaria:**
   o En cualquier caso, tanto madre como bebé deben ser trasladados a un centro médico para valoración y seguimiento.

Se resumen, finalmente, las actuaciones clave en la tercera fase:

Qué hacer	Qué no hacer
Dejar que la placenta salga de forma natural.	Tirar del cordón para acelerar la expulsión.
Colocar paños limpios en la zona genital.	Introducir las manos en la vagina para retirar la placenta.
Favorecer la lactancia precoz.	Separar al recién nacido de la madre innecesariamente.
Vigilar signos de hemorragia.	Ignorar un sangrado excesivo o continuo.

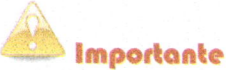

La hemorragia posparto es la principal complicación en esta fase y constituye una emergencia vital. Ante cualquier sangrado abundante, debe colocarse a la madre con las piernas elevadas, cubrirla para evitar pérdida de calor y solicitar atención médica inmediata.

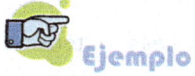

Tras el nacimiento de un bebé en un parto de urgencia, la madre presenta contracciones más suaves y en pocos minutos expulsa la placenta. El acompañante coloca paños limpios en la zona, coloca al recién nacido sobre el pecho de la madre y favorece la lactancia precoz, mientras esperan la llegada del personal sanitario para comprobar que la placenta está completa y descartar complicaciones.

8.4. El aborto

El **aborto** se define como la interrupción del embarazo antes de la semana 20 de gestación o cuando el feto pesa menos de 500 gramos y no puede sobrevivir de manera independiente. Se trata de una situación delicada tanto en el plano físico como en el emocional, y puede presentarse de manera espontánea, sin que la mujer lo espere ni tenga control sobre ello.

Existen diferentes tipos de aborto:

- **Espontáneo,** el más común, causado por alteraciones cromosómicas, problemas en la implantación o factores maternos.
- **Inducido o provocado,** cuando se realiza de manera intencional bajo condiciones médicas o ilegales según el contexto legal.
- **Incompleto,** cuando parte del tejido fetal o placentario permanece en el útero.
- **Retenido,** cuando el embrión deja de desarrollarse pero no se expulsa de manera inmediata.

El aborto puede manifestarse con síntomas muy variables, pero algunos de los más característicos son:

- **Sangrado vaginal,** leve o abundante, a menudo acompañado de coágulos.
- **Dolor abdominal o lumbar** parecido a contracciones o calambres.
- **Expulsión de tejido o líquido** por la vagina.
- **Pérdida de los síntomas típicos del embarazo** (como náuseas o tensión mamaria).

Cuando una mujer presenta síntomas compatibles con un aborto, lo más importante es actuar con rapidez y sensibilidad:

- **No intervenir de forma invasiva**: nunca intentar extraer tejidos ni manipular el interior de la vagina.
- **Controlar la hemorragia**: colocar compresas limpias y vigilar la cantidad de sangrado.
- **Posición adecuada**: mantener a la mujer tumbada, con las piernas ligeramente flexionadas, para reducir el dolor y el riesgo de shock.
- **Atender el estado emocional**: escuchar y tranquilizar, evitando comentarios culpabilizadores.
- **Avisar urgentemente a los servicios médicos** para valoración y atención hospitalaria.

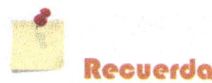

Recuerda

Un aborto, incluso cuando es espontáneo, puede comprometer la vida de la mujer si se produce una hemorragia intensa o quedan restos retenidos en el útero. Por ello, siempre se considera una urgencia médica que requiere traslado a un centro hospitalario.

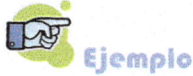

Ejemplo

Una mujer embarazada de 10 semanas comienza con un sangrado abundante y dolor abdominal intenso mientras está en su domicilio. Su pareja, en lugar de intentar ayudar de manera improvisada, llama inmediatamente a emergencias, la recuesta en la cama, controla el sangrado con compresas limpias y permanece a su lado hasta la llegada de los servicios sanitarios.

8.5. El estado de shock

El shock es una condición crítica en la que el organismo no recibe suficiente oxígeno y nutrientes para mantener el funcionamiento de los órganos vitales. No se trata de una enfermedad en sí misma, sino de una respuesta fisiológica a diversas causas, como hemorragias, traumatismos graves, infecciones, quemaduras o reacciones alérgicas.

Si no se trata a tiempo, el shock puede evolucionar hacia el fallo multiorgánico y la muerte, por lo que su identificación temprana es fundamental en primeros auxilios.

Aunque existen varias clasificaciones, en primeros auxilios se suelen reconocer los siguientes:

- **Hipovolémico**: por pérdida masiva de sangre o líquidos (hemorragias, quemaduras extensas, vómitos o diarreas intensas).
- **Cardiogénico**: por fallo en la función del corazón, como en infartos graves.
- **Anafiláctico**: reacción alérgica severa que provoca colapso circulatorio y dificultad respiratoria.
- **Séptico**: causado por infecciones graves generalizadas.

- **Neurogénico**: debido a lesiones en el sistema nervioso central, como traumatismos medulares.

El reconocimiento del shock se basa en observar **signos y síntomas comunes**, que pueden variar en intensidad según el tipo:

- Palidez intensa y piel fría y húmeda.
- Pulso rápido y débil.
- Respiración acelerada y superficial.
- Ansiedad, confusión o pérdida progresiva de conciencia.
- Sed intensa.
- Disminución de la tensión arterial.

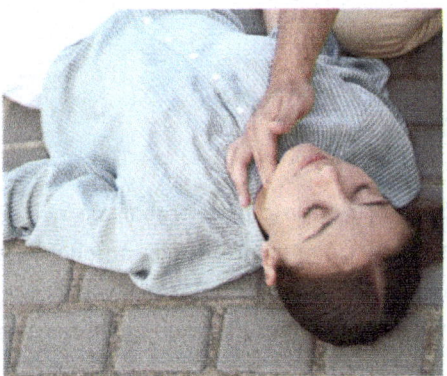

Fig. 47. En un contexto de primeros auxilios, el tratamiento del shock no consiste en curarlo (pues requiere atención hospitalaria), sino en prevenir su agravamiento y mantener las constantes vitales estables hasta que llegue la asistencia sanitaria

Las principales medidas son:

1. **Avisar de inmediato a los servicios de emergencia.**
2. **Colocar a la persona tumbada boca arriba**, con las piernas ligeramente elevadas para favorecer el retorno sanguíneo (excepto si hay traumatismo craneal, abdominal o en la columna).
3. **Aflojar la ropa ajustada** y mantener al accidentado en un ambiente tranquilo.
4. **Abrigar con mantas** para evitar la pérdida de calor, aunque la piel esté fría.
5. **No dar de beber ni de comer**, ya que puede requerir cirugía urgente.

6. **Vigilar la respiración y el pulso**, aplicando reanimación cardiopulmonar si fuera necesario.

El shock es una de las **emergencias vitales más graves**. A diferencia de otros casos en los que puede esperarse cierta evolución, aquí cada minuto cuenta. Una actuación rápida y sencilla puede ser decisiva para la supervivencia.

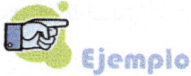 Ejemplo

Un trabajador sufre un accidente en el que se corta gravemente con una máquina y pierde abundante sangre. Comienza a palidecer, tiembla y respira con rapidez. Sus compañeros lo tumban, elevan sus piernas, le cubren con una manta, comprimen la herida para frenar la hemorragia y llaman inmediatamente al 112.

9. Signos de alarma

En primeros auxilios, se denominan signos de alarma a aquellos indicios que muestran que una persona está en riesgo vital o de agravamiento rápido de su estado de salud. Reconocerlos permite actuar sin demora y avisar a los servicios de emergencia, lo que aumenta significativamente las posibilidades de supervivencia y recuperación.

Estos signos no deben subestimarse, incluso si la víctima aparenta estar consciente o estable, ya que pueden ser la antesala de complicaciones graves.

A modo de referencia, los signos más relevantes que deben alertar a quien presta primeros auxilios son:

- **Alteraciones de la conciencia:** pérdida repentina de conocimiento, desorientación, somnolencia extrema o dificultad para responder.
- **Problemas respiratorios:** respiración muy rápida, lenta, ruidosa, irregular o ausencia de respiración.
- **Coloración anómala de la piel:** palidez extrema, sudor frío, cianosis (labios o uñas azuladas).

- **Sangrados intensos:** hemorragias externas que no ceden con presión directa o signos de hemorragia interna (hematomas extensos, vómito con sangre, abdomen muy doloroso o rígido).
- **Dolor torácico súbito e intenso**, que puede irradiar al brazo, cuello o mandíbula (posible infarto).
- **Convulsiones o movimientos involuntarios repetidos.**
- **Signos de shock:** pulso débil y rápido, piel fría y húmeda, respiración superficial.
- **Parálisis o pérdida de sensibilidad súbita** en una parte del cuerpo (posible ictus o traumatismo medular).
- **Quemaduras extensas o profundas**, especialmente en cara, cuello, manos o genitales.
- **Fiebre muy alta acompañada de rigidez de cuello, manchas en la piel o convulsiones.**

Se expone una tabla de referencia rápida:

Área afectada	Signo de alarma
Conciencia	Inconsciencia, confusión, somnolencia extrema
Respiración	Ausencia, dificultad grave, ruidos anormales
Circulación / piel	Palidez extrema, cianosis, sudor frío
Hemorragias	Sangrado masivo, vómito con sangre, hematomas extensos
Dolor	Torácico súbito e intenso
Neurológico	Convulsiones, parálisis, pérdida de sensibilidad
Otros	Quemaduras graves, fiebre alta con signos neurológicos

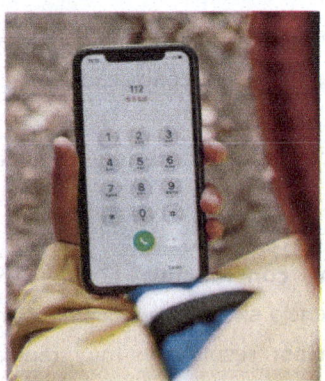

Fig. 48. El criterio fundamental ante un signo de alarma es no esperar a que la situación mejore por sí sola: siempre se debe activar la cadena de supervivencia llamando al 112 y manteniendo las medidas básicas de soporte vital mientras llega la asistencia

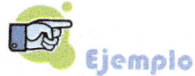 **Ejemplo**

Una persona que parece mareada en la calle comienza a mostrar dificultad respiratoria, labios azulados y pérdida progresiva de conciencia. Estos son claros signos de alarma. El testigo la coloca en posición lateral de seguridad y llama de inmediato a emergencias, evitando esperar a que "se le pase el mareo".

9.1. Reacciones alérgicas

Una **reacción alérgica** es una respuesta exagerada del sistema inmunitario frente a una sustancia normalmente inofensiva, llamada **alérgeno** (alimentos, medicamentos, picaduras de insectos, polen, etc.).

En primeros auxilios es fundamental distinguir entre:

- **Reacciones leves**: picor, enrojecimiento, lagrimeo, estornudos, urticaria localizada.
- **Reacciones graves (anafilaxia)**: aparición rápida de hinchazón en cara, labios o garganta, dificultad respiratoria, caída de la presión arterial, mareo e incluso pérdida de conocimiento.

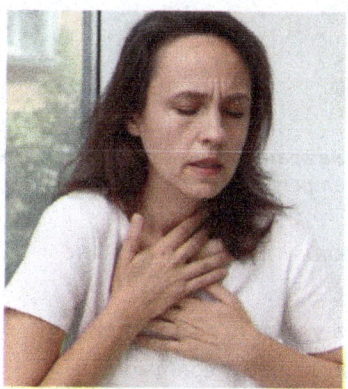

Fig. 49. La anafilaxia es un signo de alarma extremo, ya que puede poner en riesgo la vida en pocos minutos

La actuación en primeros auxilios es:

1. **Retirar el contacto con el alérgeno** si es posible (ejemplo: eliminar un aguijón de abeja).
2. **Avisar inmediatamente a emergencias (112).**
3. **Colocar a la persona en posición adecuada:** semiincorporada si presenta dificultad respiratoria, tumbada con las piernas elevadas si predomina el mareo.
4. **Administrar adrenalina autoinyectable** si la persona la lleva consigo (Ej: autoinyector de epinefrina).
5. **Aflojar la ropa y vigilar constantes vitales.**
6. Si la víctima pierde el conocimiento o deja de respirar, **iniciar RCP**.

9.2. Golpe de calor

El **golpe de calor** es una **emergencia vital** producida por una elevación brusca de la temperatura corporal (generalmente por encima de 40 °C), acompañada de un fallo en los mecanismos de regulación del organismo.

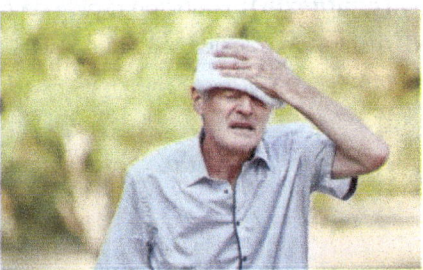

Fig. 50. El golpe de calor suele aparecer en ambientes muy calurosos y húmedos, durante esfuerzos físicos intensos o en personas vulnerables (niños, ancianos, enfermos crónicos)

Sus síntomas característicos son:

- Piel caliente, enrojecida y seca (sin sudoración).
- Dolor de cabeza intenso, mareo y confusión.
- Náuseas o vómitos.
- Pulso rápido y respiración agitada.

- Convulsiones o pérdida de conciencia en casos graves.

La actuación en primeros auxilios es:

1. **Avisar urgentemente a los servicios de emergencia.**
2. **Trasladar a la persona a un lugar fresco y ventilado.**
3. **Quitar el exceso de ropa** y colocar paños húmedos o compresas frías en cuello, axilas e ingles.
4. **Ventilar constantemente** o usar abanicos para favorecer la pérdida de calor.
5. **Si está consciente**, ofrecer pequeños sorbos de agua fresca, nunca en exceso ni de forma brusca.
6. **Si está inconsciente**, colocar en posición lateral de seguridad y vigilar respiración y pulso.

Se describe un ejemplo comparativo:

Situación	Síntomas clave	Actuación principal
Reacción alérgica leve	Picor, urticaria, lagrimeo	Retirar alérgeno, observar evolución
Anafilaxia (grave)	Dificultad respiratoria, hinchazón, hipotensión	Llamar al 112, adrenalina, RCP si es necesario
Golpe de calor	Piel seca, fiebre >40 °C, confusión, pérdida de conciencia	Enfriamiento rápido, hidratación si está consciente, traslado urgente

9.3. Síncope

El síncope es una **pérdida brusca y transitoria de la conciencia** causada por una disminución del flujo sanguíneo al cerebro.

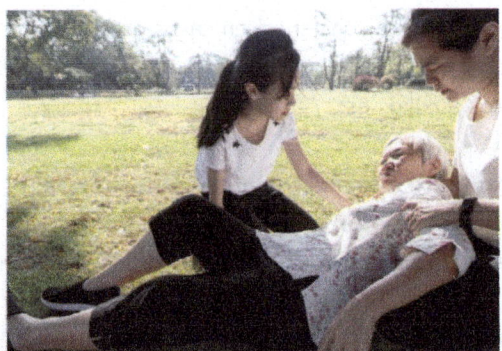

Fig. 51. El síncope suele durar pocos segundos o minutos y la persona se recupera de manera espontánea

Las causas más frecuentes son:

- Disminución repentina de la presión arterial.
- Alteraciones del ritmo cardíaco.
- Dolor intenso o situaciones emocionales extremas.
- Permanecer de pie durante mucho tiempo en ambientes calurosos.

Con respecto a los síntomas previos (pródromos) destacan:

- Mareo y visión borrosa.
- Sudor frío y palidez.
- Debilidad generalizada.
- Náuseas.

La actuación en primeros auxilios es:

1. Colocar a la persona en posición de decúbito supino con las piernas elevadas.
2. Aflojar ropa ajustada y asegurar buena ventilación.
3. Si no recupera la conciencia en menos de un minuto, considerar que puede tratarse de un problema más grave (ejemplo: parada cardiorrespiratoria) y avisar al 112.
4. Vigilar respiración y pulso constantemente.

9.4. Lipotimias

La **lipotimia** es un desvanecimiento temporal sin pérdida completa de la conciencia.

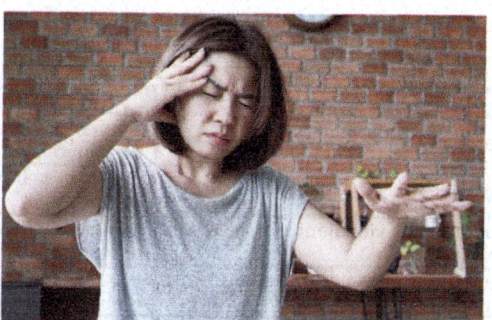

Fig. 52. La persona se siente a punto de desmayarse, pero en muchos casos logra evitar la caída

Los factores desencadenantes comunes son:

- Fatiga, hambre o falta de hidratación.
- Calor excesivo o lugares poco ventilados.
- Emociones intensas.
- Permanecer mucho tiempo de pie.

Las manifestaciones típicas son:

- Debilidad repentina.
- Mareo y sensación de "cabeza hueca".
- Sudoración fría.
- Palidez.
- Zumbidos en los oídos.

La actuación en primeros auxilios es:

1. Ayudar a la persona a sentarse o tumbarse inmediatamente para evitar la caída.
2. Elevar las piernas o, si está sentada, inclinar la cabeza entre las rodillas.
3. Mejorar la ventilación (abrir ventanas, abanicar, retirar a la persona del calor).

4. Ofrecer agua o algún alimento ligero si la lipotimia está relacionada con ayuno o hipoglucemia y la persona está consciente.

5. Observar evolución: si progresa hacia pérdida de conciencia, tratar como síncope.

Se describen, a continuación, las diferencias clave entre síncope y lipotimia:

Característica	Síncope	Lipotimia
Estado de conciencia	Se pierde de forma breve	Se mantiene, aunque con sensación de desmayo
Duración	Segundos a 1-2 minutos	Minutos o hasta que se corrigen las causas
Gravedad potencial	Puede estar vinculado a problemas cardíacos	Generalmente leve, ligada a factores externos
Actuación clave	Tumbado con piernas elevadas y vigilancia	Sentar/tumbar, mejorar ventilación e hidratar

Importante

Tanto síncope como lipotimia suelen ser benignos en la mayoría de los casos, pero si se repiten con frecuencia o se acompañan de dolor torácico, convulsiones o ausencia prolongada de conciencia, requieren evaluación médica urgente.

9.5. Convulsiones

Las **convulsiones** son episodios repentinos de actividad eléctrica anormal en el cerebro, que provocan movimientos involuntarios, pérdida de control muscular y, en muchos casos, alteración de la conciencia.

No todas las convulsiones son iguales: algunas afectan a todo el cuerpo (generalizadas) y otras a una parte concreta (focales). Una de las más conocidas es la crisis epiléptica generalizada, caracterizada por rigidez, sacudidas y pérdida de conciencia.

Las causas más frecuentes son:

- Epilepsia.

- Traumatismos craneales.
- Fiebre alta (convulsiones febriles en niños).
- Consumo de drogas o alcohol.
- Alteraciones metabólicas (hipoglucemia, falta de oxígeno, desequilibrios electrolíticos).

¿Cómo actuar en primeros auxilios?

1. Mantener la calma y evitar aglomeraciones alrededor de la víctima.
2. Proteger a la persona de lesiones: retirar objetos cercanos, colocar algo blando bajo la cabeza.
3. No sujetar ni intentar frenar los movimientos.
4. No introducir nada en la boca (ni objetos ni líquidos).
5. Tras la crisis, colocar a la persona en posición lateral de seguridad para facilitar la respiración.
6. Avisar al 112 si la crisis dura más de 5 minutos, si es la primera vez que ocurre o si la persona no recupera la conciencia.

9.6. Hipoglucemia

La **hipoglucemia** es una **disminución anormal del nivel de glucosa en sangre**, por debajo de 70 mg/dl.

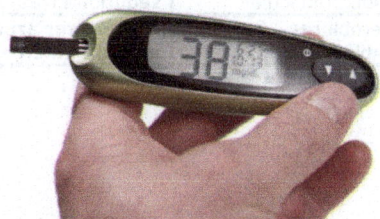

Fig. 53. La hipoglucemia puede producirse en personas diabéticas (por exceso de insulina o falta de ingesta de alimentos) o en individuos sanos tras ayunos prolongados o esfuerzos físicos intensos

Los síntomas más comunes son:

- Sudor frío y temblores.
- Hambre intensa.
- Nerviosismo, irritabilidad o confusión.
- Palidez y debilidad.
- Dolor de cabeza.
- En casos graves: convulsiones, pérdida de conciencia o coma.

La actuación en primeros auxilios en este caso debe ser:

1. **Si la persona está consciente:**
   - Darle **azúcar de absorción rápida**: agua con azúcar, zumo, caramelos o bebidas azucaradas.
   - Posteriormente, un alimento más consistente (pan, galletas, fruta) para mantener la glucemia estable.
2. **Si la persona está inconsciente:**
   - No dar nada por boca (riesgo de atragantamiento).
   - Colocar en posición lateral de seguridad.
   - Avisar al 112 de forma inmediata.

Se describe la diferencia práctica entre convulsiones e hipoglucemia:

Situación	Síntomas clave	Actuación principal
Convulsiones	Movimientos bruscos, pérdida de conciencia, rigidez muscular	Proteger, no sujetar, posición lateral de seguridad tras la crisis
Hipoglucemia	Sudor frío, temblores, hambre, confusión, posible desmayo	Administrar azúcar rápida si está consciente; avisar a emergencias si está inconsciente

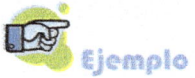 Ejemplo

Un joven diabético en el trabajo comienza a temblar, suda en exceso y se muestra muy confundido. Su compañero recuerda que puede ser una hipoglucemia, le ofrece un zumo azucarado y en pocos minutos mejora. Si hubiera perdido la conciencia, habría sido necesario llamar a emergencias sin intentar darle nada por boca.

9.7. Infarto. Causas

El **infarto agudo de miocardio (IAM)** es una de las emergencias médicas más graves. Se produce cuando se obstruye una arteria coronaria, interrumpiendo el flujo de sangre al corazón.

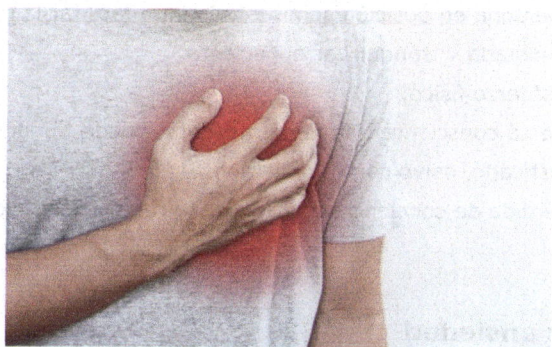

Fig. 54. Al no recibir oxígeno, parte del músculo cardíaco comienza a necrosarse

Las causas principales son:

- **Aterosclerosis:** acumulación de placas de grasa en las arterias coronarias que dificultan la circulación.
- **Trombosis coronaria:** formación de un coágulo que bloquea de forma súbita la arteria.
- **Espasmo coronario:** contracción brusca de una arteria, reduciendo temporalmente el flujo sanguíneo.
- **Factores de riesgo:** hipertensión, colesterol elevado, tabaquismo, obesidad, diabetes, estrés, sedentarismo y antecedentes familiares.

Los signos de alarma característicos del infarto son:

- Dolor torácico intenso, opresivo, que no cede en reposo y puede irradiarse a brazo izquierdo, cuello, mandíbula o espalda.
- Dificultad para respirar.
- Sudor frío, náuseas o vómitos.
- Ansiedad o sensación de muerte inminente.

- Piel pálida o azulada.

La actuación en primeros auxilios debe ser la siguiente:

1. Avisar inmediatamente al 112.
2. Colocar a la persona en posición semisentada para facilitar la respiración.
3. Aflojar ropa ajustada y tranquilizar al paciente.
4. No permitir esfuerzo físico.
5. Si la víctima está consciente y lo tiene prescrito, puede tomar ácido acetilsalicílico (aspirina) masticado, salvo contraindicación.
6. En caso de pérdida de conciencia y ausencia de respiración, iniciar RCP.

9.8. Ataques de ansiedad

Un **ataque de ansiedad** (también llamado crisis de angustia o ataque de pánico) no supone un riesgo vital directo, pero puede confundirse con un infarto debido a la intensidad de los síntomas. Se trata de una respuesta desproporcionada del organismo ante una situación de estrés o miedo, incluso sin causa aparente.

Las causas más comunes son:

- Estrés laboral o personal intenso.
- Antecedentes de trastornos de ansiedad.
- Traumas emocionales.
- Consumo de estimulantes (cafeína, drogas).

Sus síntomas habituales son:

- Palpitaciones, taquicardia y sensación de falta de aire.
- Dolor o presión en el pecho.
- Mareo y sensación de irrealidad.
- Sudoración excesiva y temblores.
- Miedo intenso a morir o a perder el control.

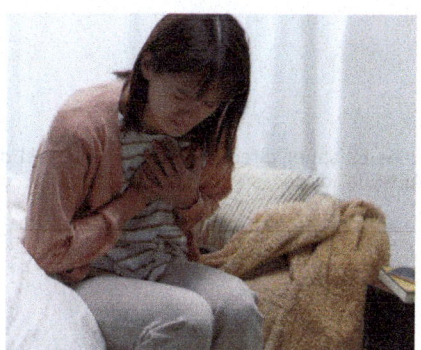

Fig. 55. Los síntomas aparecen de forma repentina y suelen remitir en pocos minutos, aunque la persona siente un miedo extremo

La actuación en primeros auxilios es:

1. Mantener la calma y transmitir seguridad.

2. Colocar a la persona en un lugar tranquilo y ventilado.

3. Guiar la respiración con ejercicios simples: inspirar por la nariz durante 4 segundos, mantener 2 segundos y exhalar lentamente por la boca.

4. Hablar con voz calmada, recordando que el episodio pasará.

5. No ridiculizar ni minimizar lo que siente la persona.

6. Si el ataque se repite o dura más de 15-20 minutos, recomendar atención médica.

Se expone, por último, una comparación didáctica del infarto y el ataque de ansiedad:

Aspecto	Infarto	Ataque de ansiedad
Causa principal	Obstrucción de una arteria coronaria	Respuesta emocional y fisiológica al estrés
Dolor torácico	Intenso, opresivo, con irradiación	Presión difusa, no siempre irradiada
Síntomas asociados	Sudor frío, náuseas, palidez, dificultad respiratoria	Palpitaciones, temblores, sensación de irrealidad
Duración	No cede con reposo	Generalmente remite en minutos
Actuación	Emergencia vital: llamar al 112, reposo, posible RCP	Acompañamiento, control de la respiración, ambiente tranquilo

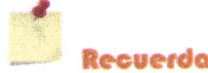

Recuerda

El gran reto en primeros auxilios es saber diferenciar un infarto real de un ataque de ansiedad, ya que comparten síntomas. Ante la duda, siempre debe tratarse como un infarto y avisar a emergencias.

Resumen

Los primeros auxilios se aplican en situaciones de urgencia donde la vida de una persona puede estar en peligro. En esta unidad se estudian los distintos tipos de emergencias que requieren una actuación inmediata y organizada, abarcando desde problemas respiratorios hasta traumatismos, heridas, hemorragias, intoxicaciones, quemaduras y signos de alarma vitales.

Uno de los problemas más frecuentes son los problemas respiratorios, que incluyen la obstrucción de la vía aérea, el ahogamiento y los cuadros de dificultad respiratoria. En el caso de una obstrucción por un objeto, la técnica más eficaz es la maniobra de Heimlich, mientras que en el ahogamiento es esencial sacar a la víctima del agua y comprobar la respiración antes de iniciar una reanimación cardiopulmonar (RCP).

Los traumatismos representan otro grupo de emergencias relevantes. El politraumatismo implica múltiples lesiones graves y requiere priorizar la valoración de las funciones vitales. El traumatismo de columna puede provocar parálisis, por lo que la inmovilización estricta es fundamental. El traumatismo craneoencefálico (TCE) puede manifestarse con pérdida de conciencia, vómitos o anisocoria, y siempre exige atención hospitalaria. Además, las fracturas, luxaciones y esguinces necesitan inmovilización adecuada para evitar el empeoramiento de la lesión.

En cuanto a las heridas y hemorragias, estas se clasifican según el agente causal y la forma del sangrado. La hemorragia arterial es la más peligrosa, caracterizada por sangre roja y a chorro, mientras que la venosa es continua y de color oscuro. Un sangrado intenso puede derivar en shock hipovolémico, un cuadro crítico que se manifiesta con palidez, sudor frío y pulso débil, y que requiere control del sangrado y atención inmediata.

Las mordeduras y picaduras representan un riesgo adicional por la posibilidad de infección o reacciones alérgicas graves. En las mordeduras se debe lavar la herida y acudir al médico por la posible transmisión de enfermedades. En las picaduras, según el agente causal, la actuación varía, pero lo más importante es retirar aguijones, aplicar frío y vigilar posibles reacciones alérgicas.

Las intoxicaciones pueden producirse por inhalación de gases, ingesta de sustancias químicas o alimentos en mal estado, contacto con productos agrícolas o consumo excesivo de alcohol. La actuación general se basa en retirar a la víctima de la fuente de exposición, mantener las vías respiratorias libres y avisar a emergencias. En el caso de intoxicación etílica grave puede aparecer coma etílico, situación crítica que requiere vigilancia constante.

Las quemaduras son lesiones producidas por calor, electricidad, radiación o sustancias químicas. Se clasifican en grados según la profundidad: las de primer grado afectan solo a la epidermis, las de segundo grado producen ampollas y dolor intenso, y las de tercer grado destruyen todas las capas de la piel. El tratamiento general incluye enfriar la zona con agua, proteger con gasas estériles y nunca aplicar pomadas o reventar ampollas.

El parto de urgencia es otra situación contemplada en primeros auxilios. Se divide en fases: dilatación, expulsión y alumbramiento. En cada una se debe actuar con calma, higiene y respeto, prestando atención a la madre y al recién nacido. También se aborda el aborto espontáneo, que puede cursar con sangrado y dolor abdominal, siendo siempre una urgencia médica que requiere atención hospitalaria.

Por último, se estudian los signos de alarma que pueden comprometer la vida: reacciones alérgicas graves, síncope, lipotimias, convulsiones, hipoglucemia, infarto de miocardio, ictus o ataques de ansiedad. Reconocerlos a tiempo es esencial para decidir la actuación correcta y evitar complicaciones fatales.

Glosario

Ahogamiento

Situación en la que el paso de oxígeno a los pulmones se ve impedido por la presencia de agua u otro líquido.

Anisocoria

Diferencia en el tamaño de las pupilas; puede indicar traumatismo craneoencefálico.

Ataque de ansiedad

Episodio repentino de miedo intenso acompañado de síntomas físicos como palpitaciones, sensación de falta de aire o mareo.

Convulsiones

Movimientos bruscos e involuntarios producidos por actividad eléctrica anormal en el cerebro.

Esguince

Lesión de los ligamentos de una articulación causada por distensión o desgarro.

Fractura

Rotura parcial o completa de un hueso.

Hemorragia arterial

Sangrado de color rojo brillante que brota a chorro, sincronizado con el pulso.

Hemorragia venosa

Sangrado continuo y oscuro proveniente de una vena.

Hipoglucemia

Descenso anormal de la glucosa en sangre por debajo de 70 mg/dl, con síntomas como sudor frío, temblores o confusión.

Hipotermia

Descenso de la temperatura corporal por debajo de 35 °C, que puede comprometer la vida.

Infarto agudo de miocardio (IAM)

Necrosis de una parte del músculo cardíaco por falta de riego sanguíneo debido a obstrucción de una arteria coronaria.

Inmovilización

Procedimiento para impedir el movimiento de una articulación o hueso lesionado, evitando el agravamiento de la lesión.

Inconsciencia

Estado en el que la persona no responde a estímulos externos y puede no mantener sus funciones vitales de forma adecuada.

Intoxicación

Alteración del organismo por la entrada de sustancias tóxicas, ya sea por ingestión, inhalación, contacto o inyección.

Lipotimia

Pérdida breve y parcial de la conciencia causada por una disminución transitoria del riego cerebral.

Luxación

Desplazamiento permanente de un hueso fuera de su articulación.

Maniobra de Heimlich

Técnica de compresiones abdominales que permite desobstruir la vía aérea bloqueada por un objeto.

Mordedura

Lesión producida por la dentadura de un animal o persona, con riesgo de infección.

Picadura

Lesión causada por insectos o animales que inoculan veneno, como abejas, avispas, arañas o medusas.

Politraumatismo

Conjunto de lesiones múltiples y graves que afectan a diferentes órganos o sistemas del cuerpo.

RCP (Reanimación cardiopulmonar)

Técnica de emergencias para mantener la circulación sanguínea y la oxigenación en caso de parada cardiorrespiratoria.

Shock hipovolémico

Estado de fallo circulatorio debido a la pérdida masiva de sangre o líquidos corporales.

Síncope

Pérdida brusca y breve de la conciencia por disminución del flujo sanguíneo cerebral.

Traumatismo craneoencefálico (TCE)

Lesión que afecta al cráneo y/o al cerebro, con riesgo de graves complicaciones.

Traumatismo de columna

Lesión que afecta a las vértebras o la médula espinal, con riesgo de parálisis.

Ejercicios de autoevaluación

1. **¿Qué debe hacerse en primer lugar ante una obstrucción completa de la vía aérea en un adulto consciente?**

   a. Dar agua para que intente tragar.

   b. Realizar ventilaciones boca a boca.

   c. Aplicar la maniobra de Heimlich.

   d. Colocar a la persona en posición lateral de seguridad.

2. **La maniobra de Heimlich tiene como objetivo:**

   a. Estimular la tos.

   b. Expulsar el objeto que obstruye la vía aérea.

   c. Evitar el vómito.

   d. Detener una hemorragia.

3. **En caso de ahogamiento, lo primero que se debe hacer antes de iniciar RCP es:**

   a. Retirar el agua de los pulmones.

   b. Garantizar la seguridad del rescatador y sacar a la víctima del agua.

   c. Dar golpes en la espalda.

   d. Levantar las piernas.

4. **Un politraumatizado es aquel que presenta:**

   a. Una fractura aislada.

   b. Una herida grave en un miembro.

   c. Lesiones múltiples que comprometen la vida.

   d. Un esguince y un mareo.

5. El signo más característico del traumatismo de columna es:

a. Pérdida de sensibilidad o movilidad en extremidades.

b. Fiebre.

c. Dolor abdominal.

d. Náuseas y vómitos.

6. Ante un traumatismo craneoencefálico, se debe evitar:

a. Avisar a emergencias.

b. Mantener al herido inmóvil.

c. Mover al herido innecesariamente.

d. Vigilar la respiración.

7. En un caso de inconsciencia, la actuación inmediata es:

a. Administrar agua.

b. Darle comida.

c. Levantarlo rápidamente.

d. Comprobar respiración y pulso.

8. El esguince consiste en:

a. Rotura del hueso.

b. Lesión de ligamentos por distensión o desgarro.

c. Separación de una articulación.

d. Golpe en la cabeza.

9. La luxación se define como:

a. Fractura incompleta.

b. Desplazamiento permanente de un hueso en la articulación.

c. Lesión muscular.

d. Distensión leve.

10.Las fracturas abiertas se caracterizan por:

a. Exposición del hueso a través de la piel.

b. Dolor leve.

c. Ausencia de inflamación.

d. No requerir atención médica.

U. A. 2. Tipos de situaciones que precisan de primeros auxilios

U. A. 3. RCP. Conocimiento de la maniobra en adultos y niños

Introducción

La Resucitación Cardiopulmonar (RCP) constituye una de las intervenciones más críticas dentro de los primeros auxilios, ya que puede significar la diferencia entre la vida y la muerte de una persona en situación de parada cardiorrespiratoria (PCR). Conocer la fisiopatología básica de este proceso, identificar de manera rápida los signos que lo acompañan y aplicar correctamente las maniobras de RCP son competencias esenciales que cualquier persona debe adquirir, especialmente en contextos laborales, deportivos y comunitarios.

Esta unidad ofrece un recorrido completo desde los fundamentos teóricos de la parada cardiorrespiratoria hasta la ejecución práctica de las técnicas de RCP tanto en adultos como en niños. Asimismo, se abordan aspectos de soporte vital, el papel de los reanimadores no profesionales y los riesgos asociados, como el contagio o las complicaciones derivadas de una maniobra mal ejecutada.

Objetivos

- Comprender la fisiopatología básica de la parada cardiorrespiratoria y reconocer sus manifestaciones clínicas.
- Definir y diagnosticar una PCR, identificando con rapidez los signos que la confirman.
- Conocer la justificación y la importancia de la RCP como intervención inmediata que incrementa la supervivencia.
- Ejecutar correctamente la secuencia de actuación en la RCP básica en adultos, aplicando las técnicas de compresiones torácicas y ventilaciones de forma eficaz.
- Distinguir la RCP básica en población pediátrica, comprendiendo sus particularidades y adaptando las maniobras a las características anatómicas y fisiológicas de los niños.
- Identificar las situaciones en las que debe iniciarse y finalizarse la RCP, incluyendo las principales contraindicaciones.
- Reconocer el papel del soporte vital básico y avanzado, así como los límites de intervención de una persona no sanitaria.
- Evaluar los riesgos de contagio y complicaciones durante la realización de las maniobras, aplicando medidas de autoprotección.

1. Resucitación cardiopulmonar

La **resucitación cardiopulmonar (RCP)** es el conjunto de maniobras encaminadas a sustituir de manera temporal las funciones de la respiración y la circulación cuando estas se han detenido de forma brusca e inesperada.

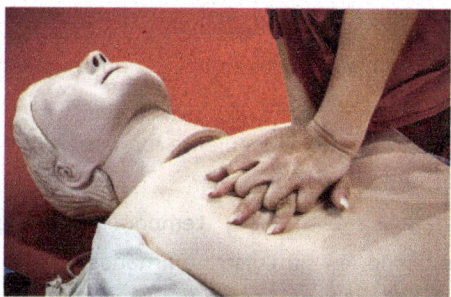

Fig. 1. La finalidad de la RCP es mantener el flujo de oxígeno hacia el cerebro y otros órganos vitales hasta que el corazón y la respiración recuperen su actividad espontánea o llegue ayuda especializada

El origen de la RCP moderna se encuentra en la integración de dos técnicas: las compresiones torácicas externas, destinadas a generar un flujo sanguíneo artificial, y las ventilaciones de rescate, que buscan asegurar la oxigenación del organismo. A lo largo de los años, estas maniobras han sido perfeccionadas gracias a la investigación clínica, estableciéndose protocolos internacionales que buscan simplificar y estandarizar su aplicación, de modo que cualquier persona, incluso sin formación sanitaria, pueda realizarlas.

En el marco de los primeros auxilios, la RCP se considera una de las habilidades más críticas y universales, puesto que puede aplicarse en el hogar, en el trabajo, en entornos deportivos o en la vía pública. La rapidez en su ejecución resulta determinante: se estima que por cada minuto que transcurre sin RCP tras una parada cardiorrespiratoria, la probabilidad de supervivencia se reduce entre un 7 y un 10%.

Anotación

La RCP no sustituye a la atención médica especializada, sino que actúa como un puente vital que mantiene al paciente con vida hasta la llegada de los servicios sanitarios.

Cuando se habla de resucitación cardiopulmonar, no basta con definirla; también es necesario comprender sus finalidades y los principios que guían su aplicación.

Estos objetivos pueden expresarse de la siguiente manera:

- Se pretende restaurar de manera temporal la circulación sanguínea y la oxigenación, garantizando el suministro a órganos vitales.
- Se busca prevenir el daño neurológico irreversible, ya que las neuronas son extremadamente sensibles a la falta de oxígeno.
- Se intenta ganar tiempo hasta disponer de medios más avanzados, como un desfibrilador o la intervención de personal sanitario.

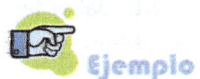

Ejemplo

Un trabajador en un polideportivo sufre un colapso súbito mientras realiza ejercicio. Un compañero reconoce la ausencia de respuesta y respiración normal, y comienza de inmediato las maniobras de RCP básica mientras otro solicita ayuda y trae el desfibrilador semiautomático. Gracias a esa actuación rápida, se mantiene la oxigenación del cerebro hasta la llegada de los servicios de emergencia, aumentando considerablemente las posibilidades de supervivencia.

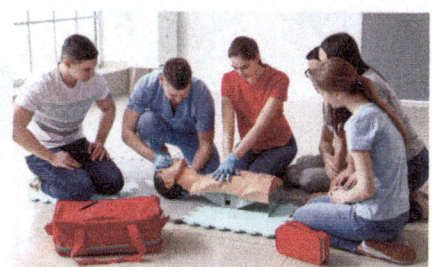

Fig. 2. En la práctica, la RCP no se limita a la acción mecánica de comprimir y ventilar, sino que implica también decidir cuándo iniciarla y cuándo interrumpirla, reconocer la situación clínica y aplicar la técnica adecuada según la edad y condición del paciente

1.1. Breve fisiopatología de la parada cardiopulmonar

La **parada cardiorrespiratoria (PCR)** es la interrupción brusca, inesperada y potencialmente reversible de la respiración y la circulación espontánea. Este acontecimiento supone la suspensión inmediata del aporte de oxígeno a los tejidos, lo que genera un rápido deterioro de la función cerebral y de otros órganos vitales.

Cuando se produce una PCR, se desencadenan una serie de alteraciones fisiopatológicas que explican la urgencia de la intervención:

1. En los primeros **10 segundos**, el flujo sanguíneo cerebral se detiene, produciendo pérdida de consciencia.
2. A los **30 segundos – 1 minuto**, se agotan las reservas de oxígeno en el cerebro.
3. Entre los **3 y 5 minutos**, comienzan a aparecer lesiones neurológicas irreversibles.
4. Pasados **10 minutos sin oxigenación**, la probabilidad de supervivencia sin secuelas es mínima.

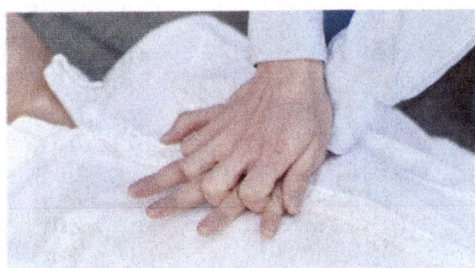

Fig. 3. El proceso progresivo convierte a la PCR en una de las situaciones de emergencia más críticas, en la que cada segundo cuenta

El mecanismo fisiopatológico que conduce a la parada cardiorrespiratoria puede originarse tanto en el corazón como en los pulmones, aunque finalmente afecta a ambos sistemas. De forma resumida, los principales escenarios que la provocan son los siguientes:

- En el corazón, las alteraciones del ritmo eléctrico (arritmias graves como fibrilación ventricular o asistolia) impiden una contracción eficaz que mantenga el flujo sanguíneo.
- En los pulmones, la obstrucción de la vía aérea o la insuficiencia respiratoria aguda provocan una falta de oxígeno en sangre (hipoxemia) que conlleva fallo circulatorio secundario.
- En el sistema circulatorio, la hipovolemia masiva (por hemorragias graves o shock) priva al corazón del volumen necesario para impulsar sangre, generando un colapso circulatorio.

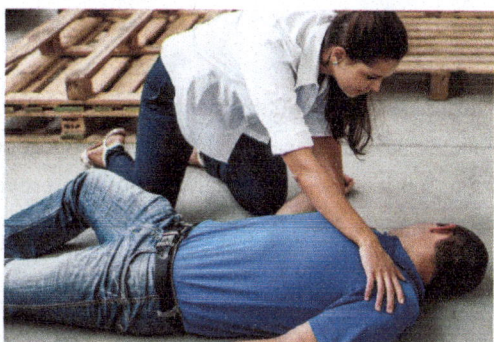

Fig. 4. La PCR no siempre se presenta de forma súbita en personas con antecedentes cardíacos: también puede aparecer en individuos previamente sanos, como ocurre en el caso de accidentes, traumatismos graves o ahogamientos

Para comprender mejor los tipos de alteraciones que subyacen en la PCR, resulta útil diferenciarlas en función del mecanismo fisiopatológico.

En la siguiente tabla se resumen los principales ritmos de parada y sus características:

Tipo de ritmo	Características fisiopatológicas	Consecuencia inmediata
Fibrilación ventricular (FV)	Actividad eléctrica caótica, sin contracción organizada.	Ausencia de pulso y circulación; requiere desfibrilación.
Taquicardia ventricular sin pulso (TVSP)	Contracciones rápidas e ineficaces que no generan gasto cardíaco.	Colapso circulatorio inmediato.
Asistolia	Ausencia total de actividad eléctrica detectable en el corazón.	Paro completo; pronóstico grave.
Actividad eléctrica sin pulso (AESP)	Ritmo eléctrico presente, pero sin contracción mecánica eficaz.	No hay pulso ni circulación efectiva.

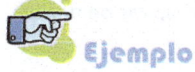
Ejemplo

Un hombre de 55 años colapsa en la oficina tras referir dolor torácico. Al valorarlo, está inconsciente y no respira. El personal inicia maniobras de RCP mientras llega el desfibrilador. Al colocar el dispositivo, este detecta fibrilación ventricular, una arritmia letal que solo puede revertirse con desfibrilación eléctrica. Gracias a la intervención precoz, la circulación puede restablecerse antes de que se produzca daño neurológico irreversible.

1.2. Definición y diagnóstico

La parada cardiorrespiratoria (PCR) se define como la interrupción brusca, inesperada y potencialmente reversible de la respiración y la circulación espontánea. Esta situación crítica impide que llegue oxígeno a los órganos vitales, provocando la pérdida de consciencia y, en pocos minutos, la muerte cerebral si no se actúa con rapidez.

El diagnóstico de la PCR debe realizarse de manera rápida y sencilla, ya que cada segundo resulta vital. Para ello, se recomienda aplicar una secuencia breve de comprobaciones que permitan identificar la situación y decidir si es necesario iniciar maniobras de resucitación.

La identificación de una PCR se apoya en la valoración de tres aspectos fundamentales:

1. **Nivel de consciencia**: la persona no responde a estímulos verbales ni físicos (sacudida suave de hombros, hablarle en voz alta).
2. **Respiración**: no respira o presenta una respiración agónica e ineficaz (boqueadas o "gasping").
3. **Circulación**: ausencia de signos de vida. En personal no sanitario no se recomienda perder tiempo palpando el pulso, basta con confirmar ausencia de respiración normal y respuesta.

Anotación

Las guías internacionales recomiendan que cualquier persona pueda diagnosticar una PCR en menos de 10 segundos, basándose únicamente en la falta de respuesta y la ausencia de respiración normal. Retrasar este paso disminuye drásticamente las posibilidades de supervivencia.

Para visualizar mejor los elementos diagnósticos, se presenta un cuadro comparativo entre los signos presentes en una persona viva y los signos indicativos de PCR:

Aspecto a valorar	Persona consciente/viva	Persona en PCR
Consciencia	Responde a estímulos verbales o físicos.	No responde a ningún estímulo.
Respiración	Respiración normal, rítmica y perceptible.	No respira o respira de forma agónica (boqueadas aisladas).
Circulación / signos vitales	Color normal de la piel, movimientos, tos, respuesta motora.	Piel pálida o cianótica, ausencia de movimientos o tos.

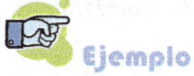 Ejemplo

En un centro escolar, un adolescente se desploma en el gimnasio. La profesora corre hacia él, lo sacude suavemente y le pregunta en voz alta si se encuentra bien, pero no responde. Observa que no respira normalmente, solo emite jadeos aislados. En menos de 10 segundos concluye que se trata de una posible PCR y comienza la RCP mientras otro docente llama a emergencias y trae el desfibrilador.

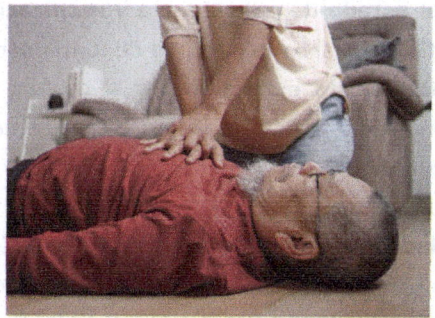

Fig. 5. La definición y diagnóstico de la PCR se centran en reconocer de forma inmediata la ausencia de consciencia y de respiración normal

No se trata de un diagnóstico médico complejo, sino de una valoración rápida, simple y eficaz, pensada para que cualquier persona pueda iniciar las maniobras de resucitación sin demora.

1.3. Actuación ante una PCR

La **actuación inmediata ante una parada cardiorrespiratoria (PCR)** constituye el punto crítico que determina la supervivencia de la víctima. Una respuesta rápida, ordenada y eficaz permite mantener la oxigenación de los órganos vitales y aumentar de manera significativa la probabilidad de recuperación sin secuelas neurológicas.

La actuación debe seguir una secuencia de pasos conocida internacionalmente como la **cadena de supervivencia,** que establece las acciones básicas que deben realizarse desde el momento en que se detecta la PCR hasta que el paciente recibe atención avanzada.

La actuación ante una PCR puede resumirse en los siguientes pasos, que deben ejecutarse de manera consecutiva y sin retrasos innecesarios:

1. **Seguridad de la escena**: antes de acercarse, comprobar que no exista peligro para la víctima ni para el reanimador (tráfico, electricidad, fuego, sustancias tóxicas).
2. **Comprobación del estado de consciencia y respiración**: sacudir suavemente a la persona y verificar si responde y respira de forma normal.
3. **Activación del sistema de emergencias**: si no hay respuesta ni respiración normal, llamar de inmediato al 112 (o número local de emergencias) y pedir ayuda.
4. **Inicio de maniobras de RCP**: comenzar con compresiones torácicas de calidad mientras llega un desfibrilador.
5. **Uso del desfibrilador (DEA/ DESA)**: en cuanto esté disponible, encenderlo, seguir las indicaciones y aplicar una descarga si lo indica el aparato.
6. **Continuar la RCP** hasta la llegada de los servicios de emergencias o hasta que la víctima muestre signos claros de recuperación (respiración normal, movimientos, tos).

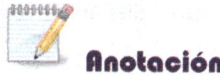

Anotación

La rapidez es un factor decisivo: cada minuto que transcurre sin RCP y sin desfibrilación reduce las posibilidades de supervivencia entre un 7 y un 10%. Por ello, la activación temprana del sistema de emergencias y el inicio inmediato de compresiones torácicas son prioritarios.

Para comprender mejor esta secuencia, se presenta en forma de tabla que resume el proceso de actuación:

Paso	Acción específica
Seguridad	Comprobar que el entorno es seguro para víctima y reanimador.
Valoración inicial	Sacudir a la víctima, verificar respuesta y respiración en menos de 10 segundos.
Pedir ayuda	Llamar al 112 y, si es posible, delegar en otra persona la búsqueda de un DEA.
Inicio de RCP	Realizar compresiones torácicas de calidad (fuerte, rápido, continuo).
Desfibrilación temprana	Colocar parches y seguir instrucciones del DEA en cuanto esté disponible.
Continuidad	Alternar RCP y desfibrilación hasta la llegada de los servicios sanitarios o recuperación.

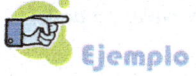

Ejemplo

En una estación de tren, un viajero cae al suelo inconsciente. Otro pasajero se acerca, confirma que no responde y no respira normalmente. De inmediato pide a un transeúnte que llame al 112 y busque el desfibrilador de la estación, mientras él inicia compresiones torácicas. A los pocos minutos llega el DEA, se colocan los electrodos y el dispositivo indica administrar una descarga. Tras continuar la RCP, la víctima recupera la respiración espontánea antes de ser trasladada por los servicios de emergencia.

1.4. Justificación de la necesidad de aprender la RCP

La resucitación cardiopulmonar (RCP) no es solo una técnica sanitaria, sino una habilidad vital básica que cualquier persona debería conocer. La parada cardiorrespiratoria (PCR) puede ocurrir en cualquier lugar y en cualquier momento, y la mayoría de los casos se producen fuera del ámbito hospitalario, donde no hay personal sanitario disponible de forma inmediata.

El tiempo es el factor determinante: en apenas 3 a 5 minutos sin circulación efectiva comienzan los daños irreversibles en el cerebro. Sin embargo, la llegada de los servicios de emergencia suele superar los 8 minutos en la mayoría de escenarios urbanos, y aún más en zonas rurales. Este desfase temporal convierte al testigo presencial en el primer eslabón de la supervivencia.

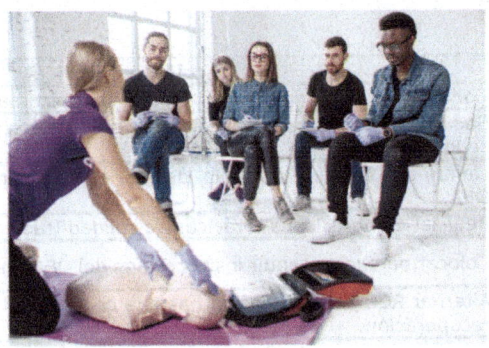

Fig. 6. Aprender RCP significa disponer de la capacidad para actuar con seguridad y eficacia en esos minutos críticos, aumentando de manera decisiva la probabilidad de supervivencia de la víctima

Existen varias razones fundamentales que justifican la necesidad de que la población general conozca estas maniobras:

- Porque la PCR es una emergencia frecuente: se estima que en Europa ocurren más de 300.000 paradas cardíacas extrahospitalarias cada año.
- Porque la intervención de un testigo que aplica RCP básica puede duplicar o triplicar la supervivencia de la víctima.
- Porque la RCP es una técnica sencilla de aprender y aplicar, que no requiere equipamiento complejo más allá de un DEA (desfibrilador externo automático), cada vez más presente en espacios públicos.
- Porque reduce la probabilidad de secuelas neurológicas graves, al mantener la oxigenación cerebral hasta la llegada de personal sanitario.

- Porque genera confianza en la comunidad y fomenta la solidaridad y responsabilidad ciudadana ante emergencias.

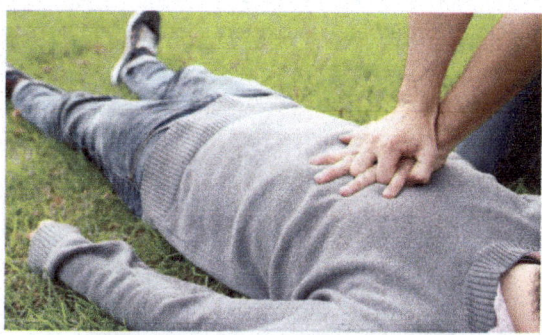

Fig. 7. La mayoría de las PCR extrahospitalarias se producen en presencia de familiares, compañeros de trabajo o transeúntes

Si estas personas conocen la técnica de RCP, pueden transformar una situación potencialmente fatal en una oportunidad real de supervivencia.

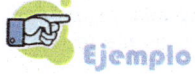

Un hombre de 62 años sufre una parada cardiorrespiratoria mientras juega al pádel. Su compañero, que había recibido formación básica en primeros auxilios en su empresa, reconoce la situación, inicia compresiones torácicas y solicita un DEA al personal del polideportivo. Gracias a esa respuesta inmediata, los servicios de emergencia logran estabilizar al paciente y, tras su recuperación, puede volver a llevar una vida activa sin secuelas neurológicas.

La justificación de aprender la RCP se basa en que se trata de una habilidad universal, accesible y con un enorme impacto en la supervivencia, que convierte a cualquier ciudadano en un potencial salvavidas. Su enseñanza no solo beneficia a las personas que sufren una PCR, sino también a la sociedad en su conjunto, al crear una red de apoyo vital que cubre el vacío existente hasta la llegada de la asistencia profesional.

1.5. Resucitación cardiopulmonar

La resucitación cardiopulmonar (RCP) es el conjunto de maniobras destinadas a mantener artificialmente la circulación sanguínea y la oxigenación en una persona que ha sufrido una parada cardiorrespiratoria (PCR).

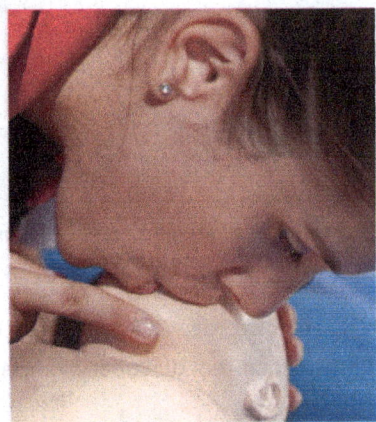

Fig. 8. La RCP se considera la intervención básica más importante en los primeros auxilios, porque constituye el primer eslabón que puede marcar la diferencia entre la vida y la muerte

El procedimiento combina dos acciones fundamentales:

- **Compresiones torácicas**, que sustituyen el bombeo natural del corazón.
- **Ventilaciones de rescate**, que permiten introducir oxígeno en los pulmones cuando la persona no respira por sí misma.

 Anotación

Las guías más recientes ponen el acento en la calidad de las compresiones torácicas, incluso por encima de la ventilación. Si la persona no se siente capaz de dar ventilaciones, puede realizar solo compresiones ("RCP solo manos"), lo cual es preferible a no hacer nada.

La RCP puede diferenciarse en distintos niveles según la preparación de la persona que la ejecuta:

1. **RCP básica**: maniobras realizadas por personal no sanitario o primeros intervinientes, centradas en compresiones torácicas y ventilaciones de rescate.
2. **RCP avanzada**: llevada a cabo por personal sanitario con equipamiento especializado (desfibrilación manual, intubación endotraqueal, administración de fármacos, etc.).

En el contexto de este curso, el foco se sitúa en la **RCP básica**, que es la que cualquier ciudadano puede y debe aplicar.

Para entender mejor cómo se articula la maniobra, resulta útil desglosar sus componentes principales:

Componente	Descripción
Compresiones torácicas	Presionar enérgicamente el centro del pecho (mitad inferior del esternón) para generar circulación sanguínea artificial.
Ventilaciones	Introducir aire en los pulmones de la víctima (boca a boca, boca-nariz o con dispositivos barrera).
Ciclos de RCP	Alternancia de 30 compresiones seguidas de 2 ventilaciones, manteniendo ritmo constante.
Uso del DEA	Desfibrilador Externo Automático que analiza el ritmo cardíaco y, si procede, administra una descarga eléctrica para restaurar un ritmo eficaz.
Continuidad	Mantener RCP y DEA hasta la llegada de profesionales sanitarios o signos de recuperación.

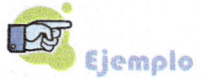
Ejemplo

En una oficina, una mujer de 45 años se desploma y no respira. Su compañero inicia compresiones torácicas al ritmo de 100-120 por minuto, coloca a la víctima sobre una superficie dura y aplica ciclos de 30 compresiones y 2 ventilaciones. A los pocos minutos, un tercero trae un DEA, que se coloca siguiendo las instrucciones del aparato. Gracias a esta cadena de actuaciones, se logra revertir la fibrilación ventricular inicial y recuperar la circulación espontánea.

1.6. Inicio y fin de las maniobras de RCP

La eficacia de la resucitación cardiopulmonar (RCP) depende no solo de la técnica aplicada, sino también de saber cuándo iniciarla y en qué circunstancias debe finalizarse. Ambos aspectos son esenciales para evitar retrasos innecesarios, optimizar la intervención y garantizar que la víctima reciba la atención adecuada en cada fase.

A. Inicio de la RCP

La reanimación debe comenzar de inmediato tras la identificación de una parada cardiorrespiratoria (PCR). Esto implica haber confirmado previamente dos aspectos básicos:

1. **Ausencia de respuesta**: la persona no reacciona ante estímulos verbales o físicos.
2. **Ausencia de respiración normal**: la víctima no respira o presenta respiración agónica (boqueadas o jadeos aislados).

Si se cumplen estos criterios, se debe iniciar la RCP sin demora, tras activar el sistema de emergencias y solicitar un desfibrilador externo automático (DEA).

Anotación

Las guías internacionales recomiendan que el tiempo total de valoración inicial no supere los 10 segundos. Cualquier retraso reduce de forma drástica las probabilidades de supervivencia.

B. Fin de la RCP

La RCP no puede prolongarse indefinidamente. Existen situaciones claramente definidas que marcan el momento en el que debe detenerse:

- **Recuperación de signos vitales**: la víctima vuelve a respirar normalmente, presenta movimientos o tos espontánea.
- **Relevo por personal sanitario**: los equipos de emergencias se hacen cargo de la situación.
- **Imposibilidad de continuar**: agotamiento extremo del reanimador único, que no puede mantener la maniobra de manera eficaz.
- **Entorno inseguro**: aparición de un peligro inminente que comprometa la seguridad del reanimador (fuego, colapso estructural, etc.).
- **Confirmación de muerte evidente o criterios clínicos irreversibles**: casos muy concretos y excepcionales (destrucción corporal incompatible con la vida, rigor mortis), generalmente fuera del alcance de un primer interviniente.

Para sintetizar de manera clara, se presenta una tabla con los criterios de inicio y finalización de la RCP:

Momento	Criterios
Inicio	• Ausencia de respuesta. • Ausencia de respiración normal. • Confirmación en menos de 10 segundos.
Fin	• Recuperación de respiración y signos vitales. • Llegada de personal sanitario. • Agotamiento del reanimador. • Aparición de riesgo vital para el reanimador.

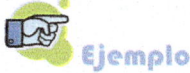 Ejemplo

Un ciclista sufre un colapso en plena ruta. Un compañero lo encuentra inconsciente y sin respiración normal. Inicia RCP inmediatamente y, tras 3 minutos de compresiones, llega una ambulancia equipada con desfibrilador y personal sanitario, quienes toman el relevo. La intervención del compañero fue clave para mantener la oxigenación hasta el traspaso de responsabilidades.

1.7. Soporte vital

El concepto de soporte vital hace referencia al conjunto de maniobras y procedimientos destinados a mantener con vida a una persona que ha sufrido una parada cardiorrespiratoria (PCR) o que se encuentra en riesgo vital inminente.

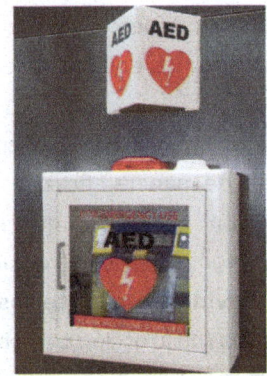

Fig. 9. El soporte vital engloba desde las intervenciones básicas, como la RCP, hasta técnicas avanzadas que requieren equipamiento especializado y personal sanitario

La idea central es que el soporte vital busca mantener las funciones esenciales del organismo (respiración y circulación) hasta que la causa que provocó la emergencia pueda ser tratada de forma definitiva.

Existen dos grandes niveles de soporte vital, diferenciados por quién los aplica y con qué recursos:

1. **Soporte Vital Básico (SVB)**: comprende las maniobras que **cualquier persona entrenada** puede realizar sin necesidad de equipamiento complejo. Incluye:
   - o Identificación de la PCR.
   - o Activación del sistema de emergencias.
   - o Maniobras de RCP básica (compresiones y ventilaciones).
   - o Uso del desfibrilador externo automático (DEA).

2. **Soporte Vital Avanzado (SVA)**: realizado por **personal sanitario cualificado**, con el uso de material específico. Incluye:

   o Monitorización cardíaca.

   o Desfibrilación manual.

   o Intubación endotraqueal y control avanzado de la vía aérea.

   o Administración de fármacos (adrenalina, antiarrítmicos, etc.).

   o Tratamiento de la causa subyacente (infarto, trombosis, traumatismo, etc.).

Recuerda

El Soporte Vital Básico constituye la primera respuesta imprescindible, ya que la intervención avanzada puede tardar varios minutos en llegar. Por ello, la cadena de supervivencia depende en gran medida de la actuación de testigos no sanitarios.

Para visualizar la diferencia entre ambos niveles, resulta útil la siguiente tabla comparativa:

Aspecto	Soporte Vital Básico (SVB)	Soporte Vital Avanzado (SVA)
Quién lo aplica	Cualquier persona entrenada en RCP y DEA.	Personal sanitario (médicos, enfermería, TES).
Equipamiento necesario	Ninguno o mínimo (DEA, mascarilla de ventilación).	Avanzado: monitor, fármacos, intubación, etc.
Objetivo principal	Mantener la vida hasta la llegada de ayuda profesional.	Revertir la causa de la PCR y estabilizar al paciente.
Alcance	Comprobaciones básicas, RCP, desfibrilación automática.	Tratamiento completo con recursos médicos.

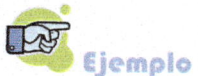

Ejemplo

En un centro comercial, una persona sufre un colapso súbito. Un vigilante inicia maniobras de RCP (SVB) y utiliza un DEA disponible en la instalación. A los pocos minutos llega el equipo de emergencias médicas, que aplica soporte vital avanzado: monitorización, intubación y administración de fármacos. La supervivencia del paciente es posible gracias a la combinación de ambas fases de soporte vital.

1.8. ¿Quién puede hacer RCP o soporte vital?

Una de las preguntas más frecuentes ante la resucitación cardiopulmonar (RCP) es quién está capacitado o autorizado para realizarla. La respuesta, según las recomendaciones internacionales, es clara: cualquier persona puede y debe iniciar maniobras de RCP básica cuando presencia una parada cardiorrespiratoria (PCR), siempre que el entorno sea seguro.

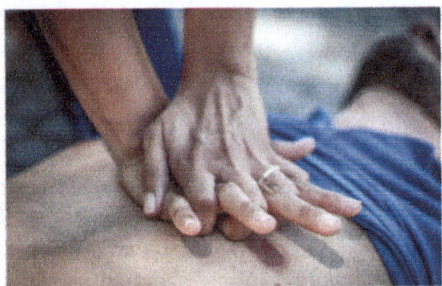

Fig. 10. El objetivo no es la perfección técnica, sino ganar tiempo manteniendo una circulación y oxigenación mínimas hasta que llegue personal especializado o un desfibrilador

Existen, no obstante, distintos niveles de intervención en función de la formación y los medios disponibles:

1. **Ciudadanos sin formación previa**:
   o Pueden aplicar la llamada **"RCP solo manos"** (compresiones torácicas continuas, sin ventilaciones).
   o Siguen las instrucciones telefónicas de los servicios de emergencias o las indicaciones de un DEA.
2. **Ciudadanos con formación básica en primeros auxilios**:
   o Pueden realizar la secuencia completa de **30 compresiones y 2 ventilaciones**.
   o Manejan un DEA siguiendo las instrucciones de voz del dispositivo.
3. **Personal de emergencias no sanitario (bomberos, policías, socorristas, TES)**:
   o Realizan soporte vital básico avanzado con uso habitual de DEA.
   o Suelen estar entrenados en técnicas de inmovilización, oxigenoterapia básica y coordinación en emergencias.

4. **Personal sanitario cualificado (médicos, enfermería, personal de urgencias hospitalarias y extrahospitalarias)**:
   - o Ejecutan el **soporte vital avanzado (SVA)**, con intubación, administración de fármacos y desfibrilación manual.
   - o Son responsables del tratamiento definitivo de la causa subyacente.

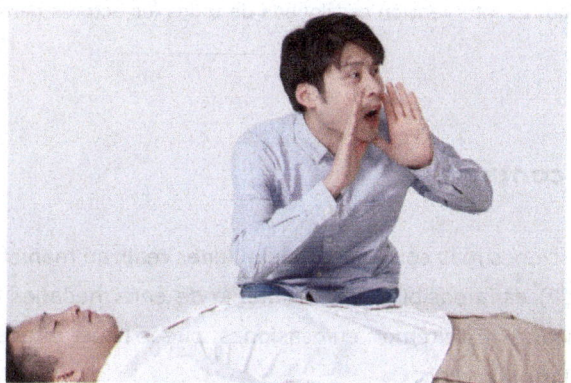

Fig. 11. La legislación y las guías internacionales son claras: nadie puede ser penalizado por intentar ayudar en una PCR, siempre que actúe de buena fe

Lo más perjudicial para la víctima no es aplicar una RCP imperfecta, sino **no hacer nada**. Para resumir de forma visual, puede diferenciarse quién puede hacer RCP y qué tipo de soporte vital está a su alcance:

Perfil	Acción posible	Tipo de soporte
Ciudadano sin formación	Compresiones torácicas (RCP solo manos).	SVB simplificado.
Ciudadano con formación básica	Compresiones + ventilaciones; uso del DEA.	SVB completo.
Personal de emergencias no sanitario	RCP básica + DEA + técnicas de apoyo inicial.	SVB con recursos ampliados.
Personal sanitario	RCP avanzada, desfibrilación manual, intubación, fármacos.	Soporte Vital Avanzado (SVA).

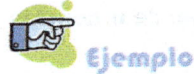
Ejemplo

Un hombre sufre una PCR en un aeropuerto. Un pasajero sin formación previa comienza compresiones torácicas siguiendo las indicaciones del operador del 112. En paralelo, otro viajero, que había realizado un curso de primeros auxilios, se encarga de las ventilaciones y coloca un DEA disponible en la terminal. A los pocos minutos, llega el personal sanitario del aeropuerto con equipamiento avanzado. La intervención escalonada de todos los actores permite salvar la vida del paciente.

1.9. Riesgo de contagio

Una de las preocupaciones más comunes entre quienes realizan maniobras de resucitación cardiopulmonar (RCP) es la posibilidad de contagio de enfermedades infecciosas durante el contacto con la víctima. Este temor, en ocasiones, puede hacer que testigos presenciales duden o incluso eviten intervenir.

Sin embargo, las investigaciones y las guías internacionales muestran que el riesgo real de transmisión de infecciones durante la RCP es extremadamente bajo. Los casos documentados son excepcionales y suelen estar relacionados con exposición directa a sangre u otros fluidos contaminados en condiciones muy específicas.

Los posibles riesgos de contagio se relacionan principalmente con:

- **Contacto boca a boca**: riesgo mínimo de transmisión de enfermedades respiratorias o víricas (por ejemplo, resfriados, gripe).
- **Exposición a sangre**: posibilidad muy baja de contagio de virus como hepatitis B, hepatitis C o VIH, siempre que exista contacto directo con heridas abiertas o mucosas.
- **Secreciones corporales**: vómito o saliva que pueda entrar en contacto con el reanimador.

Importante

El beneficio de realizar la RCP supera con creces el riesgo de contagio. Ante la duda, siempre es mejor iniciar compresiones torácicas únicamente ("RCP solo manos") que no actuar.

Para minimizar cualquier riesgo, existen **medidas de protección personal** recomendadas en la práctica de la RCP:

Medida de protección	Finalidad
Mascarilla de bolsillo	Permite ventilaciones de rescate evitando contacto directo boca a boca.
Pantallas faciales desechables	Disponen de válvula unidireccional que impide el paso de fluidos.
Guantes desechables	Reducen el riesgo de contacto con sangre, vómitos u otros fluidos corporales.
Uso de compresiones solo manos	Alternativa segura cuando no se dispone de material de barrera.

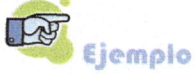

Ejemplo

En una instalación deportiva, un joven sufre una PCR. Una monitora de gimnasio, que lleva en su botiquín una mascarilla con válvula unidireccional, inicia las maniobras de RCP con seguridad. Mientras tanto, otro trabajador trae un desfibrilador. Gracias al uso de la mascarilla, se redujo el riesgo de exposición a fluidos sin dejar de ventilar al paciente.

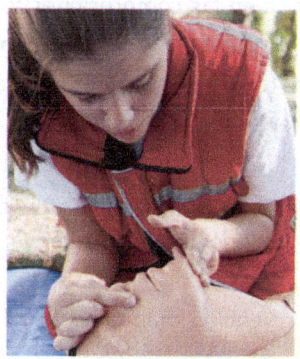

Fig. 12. El riesgo de contagio en la RCP es mínimo, y nunca debe ser un motivo para dejar de actuar

El uso de medidas de protección (cuando estén disponibles) aumenta la seguridad, pero en su ausencia, realizar compresiones torácicas sin ventilaciones es una alternativa válida y mucho más beneficiosa que la inacción.

2. RCP básica en adultos

La **RCP básica en adultos** constituye el conjunto de maniobras estandarizadas que cualquier persona puede aplicar para mantener la circulación y la oxigenación en una víctima de parada cardiorrespiratoria (PCR). Se basa en la cadena de supervivencia, que integra: el reconocimiento temprano de la PCR, la activación de los servicios de emergencia, la realización de RCP de calidad y el uso precoz del desfibrilador externo automático (DEA).

En el caso de los adultos, la RCP debe ejecutarse con rigor técnico, ya que la calidad de las compresiones y la rapidez en su inicio marcan la diferencia en la probabilidad de supervivencia.

Antes de explicar la secuencia detallada, es importante tener en cuenta los principios fundamentales que guían la RCP en adultos:

- Iniciar lo antes posible las maniobras, preferiblemente en los primeros 2 minutos tras la PCR.
- Minimizar las interrupciones en las compresiones torácicas.
- Mantener un ritmo y una profundidad adecuados en cada compresión.
- Priorizar las compresiones torácicas sobre las ventilaciones si la persona que ayuda no tiene formación o material de protección.

La probabilidad de supervivencia en una PCR extrahospitalaria aumenta significativamente cuando la RCP es iniciada por un testigo antes de la llegada de los equipos de emergencia.

Por ello, la RCP básica es la intervención más universal y efectiva disponible para salvar vidas.

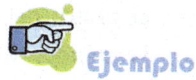
Ejemplo

Un hombre de 58 años colapsa en una oficina. Un compañero lo encuentra inconsciente, sin respiración normal, y en menos de 10 segundos decide iniciar RCP. Otro trabajador activa el 112 y busca un DEA. Gracias a la rápida actuación, las probabilidades de supervivencia aumentan de forma considerable.

2.1. Secuencia de actuación

La RCP básica en adultos debe seguir una secuencia estandarizada, diseñada para ser simple y efectiva. El objetivo es que cualquier persona pueda aplicarla de manera rápida, incluso bajo situaciones de estrés.

Esta secuencia está estructurada en una serie de pasos que conforman la denominada cadena de supervivencia.

Los pasos de la actuación en RCP básica en adultos son:

1. **Comprobar la seguridad de la escena**: Antes de acercarse, asegurarse de que no existe peligro para el reanimador ni para la víctima (tráfico, fuego, electricidad, etc.).
2. **Valorar el nivel de consciencia**: Sacudir suavemente a la persona por los hombros y preguntarle en voz alta si se encuentra bien.
   o Si responde, no hay PCR.
   o Si no responde, continuar con la valoración.
3. **Valorar la respiración**: Abrir la vía aérea con la maniobra frente-mentón y observar durante no más de 10 segundos si la víctima respira normalmente.
   o Respiración normal: colocar en posición lateral de seguridad y vigilar.
   o No respira o respira agónicamente: asumir PCR e iniciar RCP.
4. **Pedir ayuda y activar el sistema de emergencias**: Llamar al 112 lo antes posible. Si hay más de una persona, delegar: uno pide ayuda y busca un DEA mientras otro comienza la RCP.

5. **Iniciar compresiones torácicas**: Colocar el talón de la mano en el centro del pecho (mitad inferior del esternón), la otra mano encima, brazos extendidos y cuerpo alineado.
    o Frecuencia: **100–120 compresiones por minuto**.
    o Profundidad: **5–6 cm**.
    o Permitir que el tórax se expanda totalmente tras cada compresión.
6. **Realizar ventilaciones de rescate** (si es posible y seguro): Tras 30 compresiones, dar 2 ventilaciones boca a boca o boca-nariz, sellando bien y observando la elevación del tórax.
    o Si no se dispone de medios de protección, realizar solo compresiones ("RCP solo manos").
7. **Usar el DEA en cuanto esté disponible**: Encender el desfibrilador, colocar los parches en el pecho desnudo de la víctima y seguir las instrucciones de voz.
    o Si recomienda descarga: aplicarla y continuar la RCP.
    o Si no recomienda descarga: continuar la RCP hasta nueva indicación.
8. **Continuar ciclos de 30:2** (compresiones y ventilaciones) hasta que:
    o Lleguen los servicios de emergencia.
    o La víctima recupere la respiración normal.
    o El reanimador esté exhausto o aparezca un peligro en el entorno.

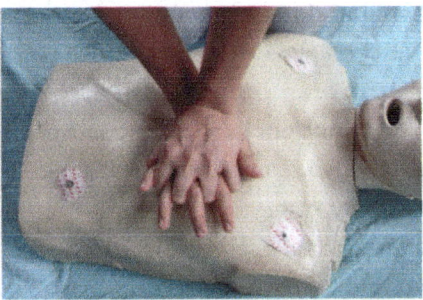

Fig. 13. La calidad de las compresiones es el factor más determinante en la RCP básica: deben ser fuertes, rápidas y continuas, evitando pausas innecesarias

Se expone una tabla resumen de la secuencia de RCP básica en adultos:

Paso	Acción
Seguridad	Verificar que no hay riesgos para reanimador y víctima.
Consciencia	Sacudir hombros y preguntar en voz alta.
Respiración	Valorar en ≤10 segundos. Si no es normal → iniciar RCP.
Emergencias	Llamar al 112 y pedir DEA.
Compresiones	100–120/minuto, profundidad 5–6 cm, ciclos de 30.
Ventilaciones	2 insuflaciones eficaces tras 30 compresiones.
DEA	Colocar electrodos y seguir instrucciones.
Continuidad	Mantener RCP hasta ayuda profesional o signos de vida.

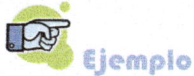

Ejemplo

Un hombre de 50 años se desploma en un restaurante. Un camarero se acerca, comprueba que no responde ni respira normalmente, y en menos de 10 segundos decide iniciar compresiones torácicas. Otro trabajador llama al 112 y trae el DEA. A los pocos minutos, el dispositivo indica aplicar una descarga, tras la cual la víctima recupera la respiración espontánea antes de la llegada de la ambulancia.

2.2. Contraindicaciones y finalización de la RCP

Aunque la resucitación cardiopulmonar (RCP) es una maniobra universalmente recomendada en caso de parada cardiorrespiratoria (PCR), existen situaciones específicas en las que no debe iniciarse o en las que corresponde darla por finalizada. Conocer estas circunstancias es fundamental para evitar intervenciones inútiles o prolongadas innecesariamente.

La RCP no debe iniciarse en los siguientes casos:

- **Evidencia clara de muerte irreversible**: presencia de signos inequívocos como rigor mortis, descomposición, decapitación o lesiones incompatibles con la vida.
- **Situación de riesgo extremo para el reanimador**: incendio, derrumbe, riesgo eléctrico u otros entornos donde la intervención comprometa la vida de quien ayuda.

- **Orden expresa de no reanimación (ONR/DNR)**: en contextos clínicos, cuando exista una decisión médica documentada y consensuada de no iniciar maniobras de resucitación.

Anotación

En un contexto extrahospitalario, el principio general es iniciar la RCP siempre que exista duda. Solo en casos evidentes de muerte irreversible o peligro extremo para el reanimador está justificada la omisión.

Una vez iniciada, la RCP debe mantenerse de forma continuada hasta que se cumpla alguna de las siguientes circunstancias:

- **Recuperación de signos vitales**: la víctima comienza a respirar normalmente, presenta movimientos o tos espontánea.
- **Relevo por personal sanitario cualificado**: llegada de equipos de emergencias que asumen la intervención.
- **Agotamiento del reanimador**: cuando la persona que realiza la RCP está exhausta y no puede continuar con eficacia.
- **Aparición de peligro en el entorno**: si surgen riesgos graves para el reanimador durante la maniobra.

Se expone una tabla resumen de criterios de contraindicación y finalización:

Situación	Acción recomendada
Muerte irreversible evidente	No iniciar RCP.
Riesgo extremo para reanimador	No iniciar o suspender maniobras.
Orden de no reanimar (ONR)	No iniciar RCP (contexto clínico).
Recuperación de signos vitales	Suspender maniobras y vigilar a la víctima.
Llegada de personal sanitario	Ceder el relevo.
Agotamiento del reanimador	Detener maniobras si no hay posibilidad de relevo.
Entorno se vuelve inseguro	Interrumpir la RCP.

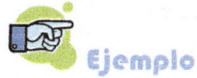
Ejemplo

Durante una ruta de montaña, un excursionista sufre un colapso. Sus compañeros inician RCP mientras llaman a emergencias. Tras 8 minutos, el afectado recupera respiración espontánea y movimientos, por lo que interrumpen las maniobras y lo colocan en posición lateral de seguridad hasta la llegada de la asistencia médica.

3. RCP básica en niños

La RCP básica en niños comparte los mismos principios que en los adultos: mantener la circulación y la oxigenación hasta la llegada de ayuda especializada. Sin embargo, existen diferencias significativas que responden a las características anatómicas y fisiológicas de la población pediátrica.

En los adultos, la parada cardiorrespiratoria suele tener un origen cardíaco (arritmias, infarto). En cambio, en los niños la mayoría de las PCR son consecuencia de una causa respiratoria (obstrucción de la vía aérea, ahogamiento, infecciones, traumatismos), lo que explica que las ventilaciones tengan un papel especialmente relevante en este grupo de edad.

Antes de detallar la secuencia de actuación, conviene destacar algunas particularidades clave que diferencian la reanimación pediátrica de la de adultos:

- **Causa más frecuente**: la parada suele iniciarse por falta de oxígeno, no por fallo cardíaco primario.
- **Importancia de las ventilaciones**: la oxigenación es prioritaria, por lo que deben incluirse desde el inicio si es posible.
- **Valoración inicial**: se recomienda comprobar consciencia, respiración y pulso carotídeo o braquial (en lactantes), siempre en menos de 10 segundos.
- **Inicio precoz de la RCP**: en niños, si el reanimador está solo, se aconseja realizar **aproximadamente 1 minuto de RCP antes de salir a pedir ayuda**, salvo que haya un teléfono disponible en el lugar.
- **Profundidad de compresiones**: debe adaptarse a la edad y tamaño:

- o Lactantes: alrededor de **4 cm** (un tercio del diámetro torácico).

- o Niños: alrededor de **5 cm** (un tercio del diámetro torácico).

- **Técnica de compresión**:

  - o Lactantes: dos dedos en el centro del tórax o ambas manos rodeando el pecho.

  - o Niños mayores: una o dos manos, según el tamaño del niño y del reanimador.

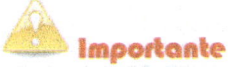 Importante

En la reanimación pediátrica, las ventilaciones son esenciales. Si no se realizan, la probabilidad de éxito disminuye considerablemente, ya que la mayoría de PCR en niños se producen por falta de oxígeno.

Las diferencias clave entre RCP en adultos y en niños son:

Aspecto	Adultos	Niños
Causa más frecuente de PCR	Origen cardíaco	Origen respiratorio
Ventilaciones	Secundarias, pueden omitirse si no hay medios	Fundamentales, deben incluirse desde el inicio
Inicio de RCP estando solo	Llamar antes al 112 y luego iniciar RCP	Iniciar 1 minuto de RCP y luego pedir ayuda (si no hay teléfono cerca)
Profundidad de compresiones	5–6 cm	4 cm en lactantes / 5 cm en niños
Técnica de compresiones	Dos manos sobre esternón	Dos dedos (lactantes) / una o dos manos (niños)

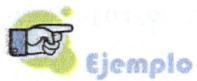 Ejemplo

Un niño de 7 años se atraganta con un trozo de comida y pierde la consciencia. Un adulto lo coloca en el suelo, comprueba que no responde ni respira y comienza de inmediato la secuencia de RCP: 30 compresiones torácicas seguidas de 2 ventilaciones. Tras un minuto de RCP, otro testigo llama al 112 y trae un DEA infantil disponible en la instalación, mientras se continúa la maniobra hasta la llegada de los sanitarios.

3.1. PCR en los niños

La parada cardiorrespiratoria (PCR) en los niños presenta características distintas a la de los adultos, lo que obliga a adaptar tanto el diagnóstico como la actuación. En los adultos, la causa más frecuente de PCR suele ser de origen cardíaco (arritmias, infarto agudo de miocardio), mientras que en los niños la mayoría de los casos tienen un origen respiratorio o secundario a otros problemas.

Esto significa que, en pediatría, el mecanismo más habitual es una hipoxia prolongada (falta de oxígeno), que finalmente deriva en un colapso circulatorio.

La parada cardiorrespiratoria pediátrica puede producirse por distintos motivos, pero los más frecuentes son:

- **Obstrucción de la vía aérea** (atragantamiento con alimentos u objetos pequeños).
- **Asfixia por sumersión** (ahogamientos en piscinas, bañeras, playas).
- **Traumatismos graves** (accidentes de tráfico, caídas, lesiones craneales).
- **Infecciones graves** (sepsis, neumonías, meningitis).
- **Intoxicaciones** (medicamentos, productos químicos).
- **Síndrome de muerte súbita del lactante**, en menores de un año.
- **Patologías congénitas** (cardiopatías, malformaciones respiratorias).

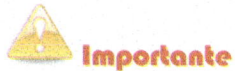 Importante

En los niños, la falta de oxígeno suele preceder a la PCR. Por eso, en la reanimación pediátrica es crucial asegurar la vía aérea y realizar ventilaciones de manera eficaz, a diferencia de lo que ocurre en adultos, donde las compresiones tienen mayor protagonismo.

La parada cardiorrespiratoria pediátrica se manifiesta con signos característicos que deben identificarse rápidamente:

- **Inconsciencia**: ausencia de respuesta a estímulos.

- **Respiración ausente o anormal**: apnea, jadeos o respiración irregular.
- **Ausencia de signos vitales evidentes**: palidez intensa, cianosis (color azulado de labios y uñas), flacidez.
- **Ausencia de pulso palpable**: en lactantes, se recomienda comprobar el pulso braquial; en niños mayores, el carotídeo.

Las diferencias entre PCR en adultos y niños son:

Aspecto	Adultos	Niños
Causa más frecuente	Origen cardíaco (infarto, arritmia).	Origen respiratorio (hipoxia por obstrucción o asfixia).
Evolución hacia la PCR	Brusca, súbita.	Progresiva, con fase de hipoxia antes del colapso.
Signo clave	Ausencia de pulso.	Ausencia de respiración eficaz.
Importancia de ventilación	Secundaria, puede omitirse en SVB.	Prioritaria, esencial para revertir la hipoxia.

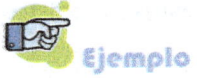
Ejemplo

En un parque, un niño de 3 años se atraganta con un trozo de fruta. A pesar de los intentos iniciales de desobstrucción, pierde la consciencia. Al valorarlo, no responde ni respira. Un adulto inicia maniobras de RCP pediátrica, con especial énfasis en las ventilaciones. Tras unos minutos de reanimación y la llegada de los servicios sanitarios, el niño logra recuperar la respiración espontánea.

3.2. Concepto PCR básica en niños

La RCP básica en niños es el conjunto de maniobras destinadas a restablecer de forma artificial la respiración y la circulación de un menor que ha sufrido una parada cardiorrespiratoria (PCR).

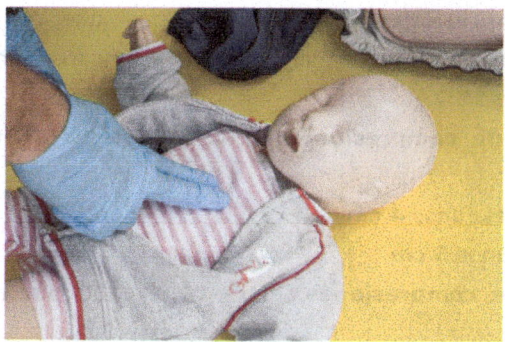

Fig. 14. La RCP se adapta a las características anatómicas y fisiológicas propias de la edad pediátrica, donde la mayoría de PCR se producen por fallo respiratorio previo y no por origen cardíaco

El concepto de RCP básica en pediatría combina tres elementos esenciales:

1. **Mantener permeable la vía aérea**, ya que la obstrucción es una causa muy frecuente de PCR.
2. **Realizar ventilaciones eficaces**, imprescindibles para aportar oxígeno, dado que la hipoxia suele ser el desencadenante de la parada.
3. **Aplicar compresiones torácicas adecuadas a la edad y tamaño del niño**, para generar un flujo sanguíneo mínimo que permita la oxigenación cerebral y de los órganos vitales.

A diferencia de los adultos, donde la RCP solo con manos es aceptada si no se sabe ventilar, en los niños las ventilaciones son esenciales. La reanimación sin insuflaciones en población pediátrica tiene mucha menor eficacia, ya que la causa más común de PCR es la falta de oxígeno.

Para comprender mejor el concepto, conviene enumerar los aspectos diferenciales respecto a los adultos:

- **Secuencia inicial**: en un niño sin respuesta y sin respiración, se recomienda comenzar con **5 ventilaciones de rescate** antes de iniciar el ciclo de compresiones.

- **Relación compresiones/ventilaciones**: igual que en adultos, la secuencia estándar es **30:2** si el reanimador está solo. Si hay dos reanimadores entrenados, puede aplicarse **15:2**.
- **Profundidad de compresiones**: debe equivaler a **un tercio del diámetro torácico**.
  o Lactantes: unos **4 cm**.
  o Niños: unos **5 cm**.
- **Frecuencia de compresiones**: entre **100 y 120 por minuto**, igual que en adultos.
- **Técnica de compresión**:
  o Lactantes: dos dedos en el centro del pecho o ambas manos rodeando el tórax (método "envolvente").
  o Niños mayores: una o dos manos, según el tamaño del niño y la fuerza del reanimador.

Se expone una tabla resumen del concepto de RCP básica en niños:

Elemento	Particularidad pediátrica
Inicio de RCP	5 ventilaciones de rescate antes de las compresiones.
Relación compresión/ventilación	30:2 (1 reanimador) / 15:2 (2 reanimadores).
Profundidad	Un tercio del diámetro torácico: 4 cm en lactantes, 5 cm en niños.
Técnica de compresión	Lactantes: 2 dedos o técnica envolvente. Niños: 1 o 2 manos.
Frecuencia	100–120 compresiones por minuto.
Importancia de ventilación	Fundamental: la mayoría de PCR pediátricas tienen origen respiratorio.

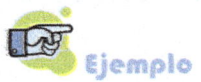 Ejemplo

En un colegio, un niño de 6 años es encontrado inconsciente tras atragantarse. Una profesora comprueba que no respira y comienza con 5 ventilaciones de rescate. Como no hay respuesta, inicia ciclos de 30 compresiones y 2 ventilaciones. Minutos después llega otro docente que ayuda a mantener la secuencia 15:2 hasta la llegada de los servicios de emergencia.

3.3. Secuencia de actuación

La **RCP en niños** debe seguir una secuencia específica que tiene en cuenta sus características fisiológicas y la mayor frecuencia de causas respiratorias.

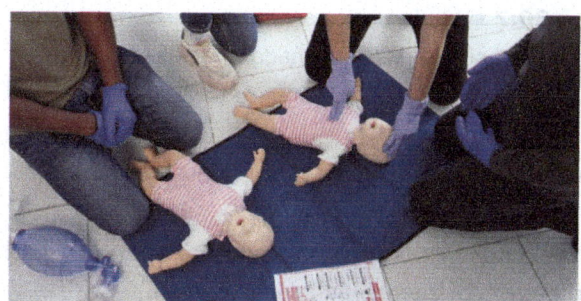

Fig. 15. La actuación debe ser rápida, ordenada y eficaz, con el objetivo de aportar oxígeno desde el inicio y mantener un mínimo de circulación

Los pasos de la actuación en RCP pediátrica son los siguientes:

1. **Comprobar la seguridad de la escena**: Asegurarse de que el entorno es seguro tanto para el niño como para el reanimador.
2. **Valorar consciencia**: Estimular suavemente al niño (sacudir hombros en mayores, pellizcar planta del pie en lactantes).
   - Si responde, vigilar y pedir ayuda.
   - Si no responde, continuar con la valoración.
3. **Abrir la vía aérea:**
   - Maniobra frente-mentón.
   - En lactantes, se recomienda una ligera extensión de la cabeza (posición neutra).
4. **Comprobar respiración**: Observar, escuchar y sentir si respira normalmente durante no más de **10 segundos**.
   - Si respira, colocar en posición lateral de seguridad.
   - Si no respira o lo hace de forma agónica, continuar.
5. **Dar 5 ventilaciones de rescate iniciales:**
   - Cubrir boca y nariz en lactantes, solo la boca en niños mayores.
   - Cada ventilación debe durar 1 segundo y observarse la elevación del tórax.

6. **Valorar signos de circulación**: Si tras las 5 ventilaciones no hay movimientos, tos, respiración normal o pulso palpable (carotídeo en niños, braquial en lactantes), asumir PCR.

7. **Iniciar compresiones torácicas:**
   o Relación compresiones/ventilaciones:
      ▪ **30:2** si hay un solo reanimador.
      ▪ **15:2** si hay dos reanimadores entrenados.
   o Profundidad: un tercio del diámetro torácico (≈ 4 cm en lactantes, 5 cm en niños).
   o Ritmo: 100–120 compresiones por minuto.

8. **Continuar ciclos de RCP:**
   o Si está solo: realizar **aproximadamente 1 minuto de RCP antes de pedir ayuda** (salvo que tenga un teléfono cerca).
   o Usar un DEA pediátrico si está disponible; en su defecto, puede usarse un DEA de adultos con parches adaptados.

9. **Mantener la RCP** hasta que:
   o El niño recupere respiración normal.
   o Lleguen servicios de emergencia.
   o El reanimador esté exhausto o aparezca un peligro en el entorno.

Recuerda

En niños y lactantes, la ventilación inicial con 5 insuflaciones es clave, ya que muchas PCR se deben a hipoxia. Este paso puede marcar la diferencia en la recuperación.

Se repasa la secuencia de RCP básica en niños:

Paso	Acción específica
Seguridad	Comprobar que la escena es segura.
Consciencia	Estimulación suave (sacudir, pellizcar planta del pie en lactantes).
Vía aérea	Abrir con frente-mentón (posición neutra en lactantes).
Respiración	Comprobar ≤10 segundos.
Ventilaciones iniciales	5 insuflaciones de rescate, con elevación visible del tórax.
Circulación	Valorar signos de vida o pulso.
Compresiones	Iniciar RCP: 30:2 (1 reanimador) / 15:2 (2 reanimadores).
Profundidad	4 cm lactantes / 5 cm niños.
Continuidad	Mantener hasta recuperación, llegada de ayuda o agotamiento del reanimador.

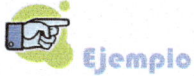

Ejemplo

En un centro infantil, un lactante es hallado inconsciente tras haberse atragantado. La educadora lo estimula y no responde. Abre la vía aérea, comprueba que no respira y realiza 5 ventilaciones de rescate. Al no observar signos de vida, inicia compresiones con dos dedos en el centro del pecho, a ritmo de 30:2. Tras un minuto de RCP, otro educador llama al 112 y trae un DEA, que permite continuar la cadena de supervivencia hasta la llegada del personal sanitario.

3.4. Cuando detener las maniobras de RCP

En los niños, al igual que en los adultos, la **RCP debe mantenerse de forma continua** una vez iniciada, ya que interrumpirla prematuramente reduce drásticamente las posibilidades de supervivencia.

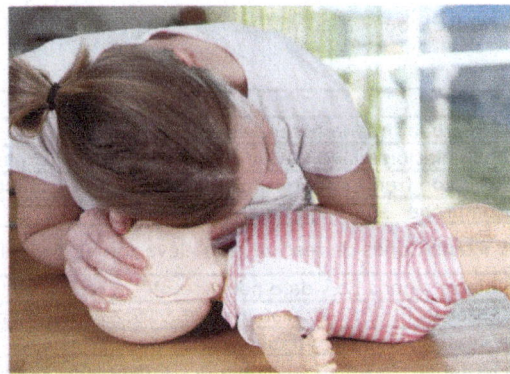

Fig. 16. Existen situaciones concretas en las que es apropiado o necesario detener las maniobras

Los criterios para detener la RCP en niños son:

1. **Recuperación de signos vitales:**
   o El niño empieza a respirar normalmente, recupera el tono muscular o presenta tos espontánea.
   o En este caso, debe colocarse en posición lateral de seguridad y mantenerse la vigilancia.

2. **Relevo por personal sanitario cualificado:** cuando llegan los equipos de emergencias, son ellos quienes asumen la reanimación con medios avanzados.

3. **Agotamiento físico del reanimador:** si solo hay una persona realizando la RCP y llega al límite de sus fuerzas, puede ser imposible continuar con maniobras eficaces.

4. **Entorno inseguro:** si aparece un riesgo grave (fuego, explosión, colapso estructural) que compromete la seguridad del reanimador.

5. **Criterios clínicos de muerte irreversible** (casos excepcionales):
   o Lesiones incompatibles con la vida o presencia de signos claros de muerte irreversible (rigor mortis, descomposición).
   o Este criterio suele aplicarlo el personal sanitario, no los primeros intervinientes.

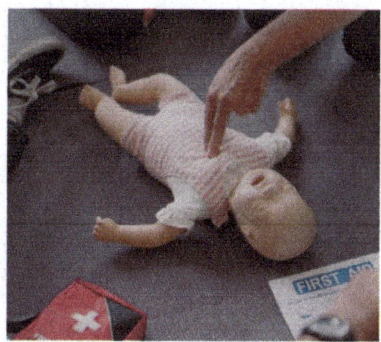

Fig. 17. En reanimación pediátrica, la perseverancia es fundamental: los niños tienen mayor capacidad de recuperación frente a la hipoxia prolongada que los adultos, por lo que mantener la RCP el mayor tiempo posible aumenta las posibilidades de éxito

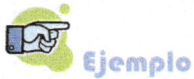

Ejemplo

En una piscina, un niño de 8 años sufre un ahogamiento y entra en parada cardiorrespiratoria. Un socorrista inicia la RCP, alternando compresiones y ventilaciones. Después de 3 minutos, el niño comienza a respirar débilmente y a moverse. El socorrista detiene las maniobras, lo coloca en posición lateral de seguridad y mantiene la vigilancia hasta que llega la ambulancia.

En conclusión, la **RCP en niños solo debe detenerse** cuando haya recuperación evidente, llegada de personal sanitario, imposibilidad de continuar o riesgo para el reanimador. En cualquier otro caso, lo indicado es persistir en la reanimación, dado que los niños tienen mayor potencial de supervivencia que los adultos si se mantiene una oxigenación mínima.

Resumen

La resucitación cardiopulmonar (RCP) es la maniobra esencial en los primeros auxilios cuando una persona sufre una parada cardiorrespiratoria (PCR). Se entiende por PCR la interrupción brusca, inesperada y potencialmente reversible de la respiración y la circulación espontánea, lo que provoca la falta de oxígeno en el cerebro y otros órganos vitales. Este proceso conduce a la pérdida de consciencia en pocos segundos y al daño neurológico irreversible en apenas tres a cinco minutos, lo que hace imprescindible una actuación inmediata.

El diagnóstico de una PCR se basa en comprobar de forma rápida la ausencia de respuesta y de respiración normal. El tiempo de valoración no debe superar los diez segundos. Ante la sospecha, lo indicado es activar de inmediato el sistema de emergencias, pedir ayuda y comenzar sin demora las maniobras de RCP. La secuencia de actuación incluye la comprobación de la seguridad del entorno, la valoración del estado de consciencia y respiración, la llamada a emergencias, el inicio de compresiones torácicas y la aplicación precoz del desfibrilador externo automático (DEA) en cuanto esté disponible.

La RCP básica en adultos combina compresiones torácicas y ventilaciones de rescate. Las compresiones deben realizarse en el centro del pecho, con una profundidad de cinco a seis centímetros, a un ritmo de cien a ciento veinte por minuto. La secuencia estándar consiste en treinta compresiones seguidas de dos ventilaciones, manteniendo la maniobra sin interrupciones innecesarias hasta que la víctima recupere la respiración espontánea, llegue ayuda profesional, el reanimador se agote o aparezca un peligro. En caso de que el reanimador no pueda o no quiera realizar ventilaciones, se permite la RCP solo con manos, es decir, únicamente con compresiones torácicas, lo cual es preferible a no realizar ninguna maniobra.

En los niños, la parada cardiorrespiratoria suele tener un origen diferente al del adulto. Mientras que en los adultos lo más habitual es un problema cardíaco, en la población pediátrica las causas suelen ser respiratorias, como atragantamientos, ahogamientos, infecciones o traumatismos. Por este motivo, en la RCP pediátrica las ventilaciones son especialmente importantes. El procedimiento incluye cinco ventilaciones de rescate iniciales antes de comenzar las compresiones. La relación estándar es de treinta compresiones y dos ventilaciones cuando hay un único reanimador, y de quince a dos si intervienen dos reanimadores entrenados. La profundidad de las compresiones debe equivaler a un tercio del diámetro torácico, aproximadamente cuatro centímetros en lactantes y cinco centímetros en niños mayores. La técnica también varía: en lactantes se utilizan dos dedos o la técnica envolvente con ambas manos, mientras que en niños mayores puede emplearse una o dos manos en función del tamaño.

Las maniobras de RCP deben mantenerse hasta la recuperación de signos vitales, la llegada de personal sanitario, la imposibilidad física de continuar o la aparición de un entorno inseguro. En pediatría, se recomienda persistir el mayor tiempo posible, ya que los niños presentan una mayor capacidad de recuperación frente a la hipoxia prolongada. En todos los casos, la intervención precoz de un testigo presencial es determinante, puesto que cada minuto que transcurre sin RCP reduce las posibilidades de supervivencia entre un siete y un diez por ciento.

Finalmente, aunque existe un temor frecuente al contagio de enfermedades durante la RCP, los estudios muestran que el riesgo real es extremadamente bajo. Este puede reducirse aún más con el uso de barreras de protección como mascarillas de bolsillo o pantallas faciales, aunque en ausencia de ellas siempre es preferible realizar compresiones torácicas que no actuar. En conclusión, la RCP constituye una habilidad básica y universal que cualquier persona puede aplicar, capaz de marcar la diferencia entre la vida y la muerte en una situación de emergencia vital.

Glosario

Actividad Eléctrica Sin Pulso (AESP)

Ritmo cardíaco en el que hay actividad eléctrica visible en el monitor, pero sin contracción efectiva ni pulso palpable.

Asistolia

Situación en la que no existe actividad eléctrica en el corazón; se refleja como una línea plana en el monitor.

Cadena de Supervivencia

Conjunto de pasos secuenciales que aumentan las probabilidades de supervivencia en una PCR: reconocimiento temprano, activación de emergencias, RCP precoz, desfibrilación rápida y cuidados avanzados.

Compresiones torácicas

Maniobra de la RCP que consiste en presionar el esternón para sustituir el bombeo del corazón y generar circulación sanguínea.

Desfibrilador Externo Automático (DEA/DESA)

Dispositivo portátil que analiza el ritmo cardíaco y administra una descarga eléctrica si detecta una arritmia desfibrilable.

Fibrilación Ventricular (FV)

Ritmo cardíaco caótico y desorganizado que impide la contracción eficaz del corazón; es una de las principales causas de PCR.

Hipoxia

Estado de falta de oxígeno en los tejidos corporales, muy frecuente como causa de PCR en niños.

Lactante

Niño menor de 1 año. Su RCP requiere técnicas específicas (ventilaciones con boca-nariz y compresiones con dos dedos o técnica envolvente).

Parada Cardiorrespiratoria (PCR)

Interrupción brusca, inesperada y potencialmente reversible de la respiración y la circulación espontánea.

Posición lateral de seguridad (PLS)

Colocación de la víctima inconsciente que respira de forma normal, para mantener la vía aérea abierta y evitar la obstrucción.

RCP básica

Maniobras sencillas realizadas sin equipamiento avanzado para mantener la respiración y la circulación en una PCR.

RCP avanzada

Conjunto de maniobras realizadas por personal sanitario con material especializado (intubación, fármacos, desfibrilación manual).

RCP solo manos

Variante de la RCP en la que se realizan únicamente compresiones torácicas, indicada cuando el reanimador no sabe o no puede realizar ventilaciones.

Secuencia 30:2

Proporción estándar en RCP básica: 30 compresiones torácicas seguidas de 2 ventilaciones. En niños, con dos reanimadores, puede usarse 15:2.

Soporte Vital Básico (SVB)

Conjunto de maniobras de primeros auxilios destinadas a mantener las funciones vitales: reconocimiento de PCR, RCP básica y uso de DEA.

Soporte Vital Avanzado (SVA)

Actuaciones realizadas por profesionales sanitarios con técnicas y equipamiento especializado para revertir una PCR.

Taquicardia Ventricular sin Pulso (TVSP)

Ritmo rápido y desorganizado de los ventrículos que no genera pulso efectivo ni circulación.

Ventilación de rescate

Insuflación de aire en los pulmones de la víctima, mediante boca a boca, boca-nariz o con dispositivos barrera, para aportar oxígeno.

Vía aérea permeable

Estado en el que las vías respiratorias están libres de obstrucciones, permitiendo el paso del aire.

Ejercicios de autoevaluación

1. La finalidad principal de la RCP es:

   a. Mantener la temperatura corporal estable.

   b. Evitar que la víctima se mueva hasta la llegada de ayuda.

   c. Prevenir el dolor torácico.

   d. Mantener la oxigenación y la circulación hasta la recuperación o llegada de ayuda especializada.

2. Una parada cardiorrespiratoria se define como:

   a. El cese total y definitivo de la respiración.

   b. La interrupción brusca, inesperada y potencialmente reversible de la respiración y la circulación.

   c. La pérdida de consciencia transitoria.

   d. La ausencia de pulso periférico.

3. ¿Cuánto tiempo debe durar la valoración inicial de consciencia y respiración?

   a. 20 segundos.

   b. 15 segundos.

   c. No más de 10 segundos.

   d. 30 segundos.

4. El primer paso antes de iniciar una RCP es:

   a. Llamar al 112.

   b. Comprobar la seguridad de la escena.

   c. Buscar un DEA.

   d. Dar 5 ventilaciones iniciales.

5. Cada minuto sin RCP tras una PCR reduce la probabilidad de supervivencia en:

a. 3–4 %.

b. 5–6 %.

c. 15 %.

d. 7–10 %.

6. En la RCP básica en adultos, la profundidad de las compresiones debe ser de:

a. 2–3 cm.

b. 3–4 cm.

c. 5–6 cm.

d. Más de 7 cm.

7. La frecuencia adecuada de compresiones torácicas es:

a. 60–80 por minuto.

b. 80–100 por minuto.

c. 100–120 por minuto.

d. Más de 150 por minuto.

8. En RCP básica, la secuencia estándar de compresiones y ventilaciones es:

a. 15:1.

b. 10:2.

c. 30:2.

d. 50:5.

9. Si un reanimador no desea o no puede realizar ventilaciones, debe:

a. No iniciar la RCP.

b. Esperar al DEA.

c. Realizar solo compresiones torácicas continuas ("RCP solo manos").

d. Intentar mover a la víctima.

10.El uso del DEA debe hacerse:

    a. Al final de la RCP.

    b. Solo si la víctima es joven.

    c. Solo en presencia de personal sanitario.

    d. En cuanto esté disponible, siguiendo sus instrucciones.

Aplicaciones prácticas

Aplicación práctica 1. Conducta PAS

U. A. 1. Aproximación teórica a los primeros auxilios

Un trabajador de una cafetería llega a su puesto de trabajo y encuentra a su compañera en el suelo de la cocina tras un golpe con una silla.

Observa que no responde cuando le llama, pero sí respira con dificultad. Nervioso, lo primero que hace es intentar levantarla. Al hacerlo, nota que sangra en la frente y, sin guantes, coloca la mano directamente sobre la herida. No llama inmediatamente al 112 porque piensa que podrá llevarla en coche al hospital.

1. Identifica al menos tres errores cometidos en la actuación del trabajador.
2. Explica cómo debería haber actuado siguiendo la conducta PAS y los principios básicos de los primeros auxilios.

Aplicación práctica 2. Gestión del botiquín de primeros auxilios

U. A. 1. Aproximación teórica a los primeros auxilios

En una pequeña empresa de carpintería, el responsable de prevención revisa el botiquín tras un accidente en el que un trabajador sufrió un corte profundo en la mano. Al abrirlo encuentra:

- Gasas caducadas desde hace un año.
- Una botella de agua oxigenada medio vacía.
- Esparadrapo seco que no se adhiere bien.
- Sin guantes desechables ni antiséptico adecuado.
- Tijeras oxidadas.

El encargado comenta que nunca se ha hecho una revisión formal del material y que el botiquín se guarda en un armario cerrado con llave en la oficina.

1. Señala cuatro fallos en la gestión del botiquín de esta empresa.
2. Propón medidas correctivas para garantizar que el botiquín cumpla su función en emergencias.

Aplicación práctica 3. Clasificación de urgencias

U. A. 2. Tipos de situaciones que precisan de primeros auxilios

Completa la siguiente tabla clasificando el tipo de urgencia y la actuación inmediata más adecuada en cada situación:

Situación observada	Tipo de urgencia	Actuación inicial
Trabajador con sangrado abundante en la pierna tras corte con una herramienta		
Persona que pierde el conocimiento durante una reunión, pero respira con normalidad		
Víctima de incendio con ampollas extensas en brazos		
Deportista con dolor intenso y deformidad visible en el brazo tras caída		
Persona que convulsiona y cae al suelo en un pasillo		

Aplicación práctica 4. Protocolos de actuación

U. A. 2. Tipos de situaciones que precisan de primeros auxilios

Relaciona cada escenario que se presenta a continuación con la actuación correcta entre las opciones dadas:

Escenario	Actuación
1. Víctima con hemorragia nasal tras golpe leve. 2. Persona inconsciente que no respira. 3. Trabajador que presenta dolor torácico súbito, sudor frío y mareo. 4. Niño que presenta quemadura por agua caliente en el brazo. 5. Compañero con ansiedad y dificultad para respirar tras un accidente leve.	A. Reanimación cardiopulmonar (RCP). B. Reposo y tranquilización, respiración pausada. C. Comprimir fosas nasales e inclinar la cabeza ligeramente hacia delante. D. Avisar al 112, colocar en posición cómoda, aflojar ropa ajustada. E. Lavar con agua abundante (10-15 minutos), cubrir con paño limpio, no aplicar pomadas.

Aplicación práctica 5. Procedimiento de actuación de primeros auxilios

U. A. 2. Tipos de situaciones que precisan de primeros auxilios

Una persona sufre una convulsión en plena oficina: cae al suelo, empieza con movimientos bruscos y se observa que muerde su lengua. El resto de compañeros se ponen nerviosos y no saben bien cómo ayudar.

A continuación, se muestran varias acciones que podrían realizarse. Ordénalas correctamente para describir la secuencia de actuación adecuada.

A. Aflojar ropas ajustadas y retirar objetos cercanos para evitar lesiones.

B. Mantener la calma, proteger la cabeza de la víctima con algo blando.

C. No introducir objetos en la boca ni intentar sujetar los movimientos.

D. Colocar a la persona en posición lateral de seguridad una vez que cese la convulsión.

E. Avisar al 112 si la crisis dura más de 5 minutos o se repite.

Aplicación práctica 6. Actuación de primeros auxilios

U. A. 2. Tipos de situaciones que precisan de primeros auxilios

Durante una comida de empresa, un compañero se atraganta con un trozo de carne. No puede hablar ni respirar, y hace gestos de asfixia.

Elige entre las siguientes alternativas cuál sería la actuación más adecuada en este caso justificando la respuesta:

- Darle agua para que intente tragar el alimento.
- Realizar de inmediato compresiones torácicas.
- Aplicar la maniobra de Heimlich (compresiones abdominales).
- Golpearle con fuerza en la espalda mientras está tumbado.

Aplicación práctica 7. Soporte vital básico y RCP

U. A. 3. RCP. Conocimiento de la maniobra en adultos y niños

Te encuentras a una persona en el suelo de la calle que no responde a estímulos, ¿cómo procederías para darle el soporte vital básico?

Elige en cada paso que se detalla a continuación la decisión adecuada hasta llegar al final correcto.

Paso 1. La persona no responde:
- Opción A: Empiezo directamente a hacer compresiones torácicas.
- Opción B: Compruebo si respira.

Paso 2. Compruebas que NO respira:
- Opción A: Llamar al 112 y pedir un desfibrilador si hay disponible.
- Opción B: Ponerla en posición lateral de seguridad.

Paso 3. A continuación:
- Opción A: 30 compresiones torácicas seguidas de 2 ventilaciones.
- Opción B: Esperar a que lleguen los sanitarios.

Paso 4. Llega otro reanimador:
- Opción A: Turnarse en ciclos de RCP para evitar fatiga.
- Opción B: Detener la RCP porque ya no estás solo.

Ejercicio de evaluación final

1. Un síntoma es:

    a. Un hecho observable externamente.

    b. Una medida médica objetiva.

    c. Una percepción subjetiva que describe la víctima.

    d. Una prueba diagnóstica hospitalaria.

2. La conciencia se evalúa preguntando a la víctima:

    a. Si responde a estímulos verbales o físicos.

    b. Por sus antecedentes médicos.

    c. Si siente dolor en alguna zona.

    d. Por su edad y nombre.

3. La valoración primaria se centra en:

    a. Estado emocional, movilidad y antecedentes.

    b. Cabeza, tórax y abdomen.

    c. Conciencia, respiración y circulación.

    d. Temperatura, pulso y visión.

4. El protocolo ABC corresponde a:

    a. Abdomen, brazos, cabeza.

    b. Airway, Breathing, Circulation.

    c. Atención básica ciudadana.

    d. Apoyo, bienestar, calma.

5. La valoración secundaria consiste en:

a. Un examen físico completo de la cabeza a los pies.

b. Tomar la tensión arterial.

c. Observar solo heridas visibles.

d. Administrar tratamiento hospitalario.

6. Una técnica de observación basada en ver detalles externos es:

a. Palpación.

b. Auscultación.

c. Percusión.

d. Inspección.

7. Escuchar la respiración del lesionado con el oído es una forma de:

a. Palpación.

b. Auscultación básica.

c. Inspección.

d. Percusión.

8. En un accidente con varias víctimas, el triaje básico sirve para:

a. Identificar a la víctima con más dolor.

b. Priorizar la atención según la gravedad.

c. Decidir quién será trasladado primero por familiares.

d. Seleccionar solo a los heridos leves.

9. Una víctima en paro cardiorrespiratorio entra en categoría:

a. Verde.

b. Amarillo.

c. Rojo.

d. Azul.

10. El botiquín doméstico debe contener:

a. Desfibrilador y oxígeno.

b. Gasas, vendas, esparadrapo, guantes y antisépticos.

c. Medicación avanzada de urgencias.

d. Collares cervicales y férulas rígidas.

11. El botiquín laboral se caracteriza por:

a. Tener únicamente lo mismo que un botiquín doméstico.

b. Adaptarse a los riesgos de la actividad de la empresa.

c. Ser usado solo por personal sanitario.

d. No incluir manta térmica.

12. El botiquín profesional incluye:

a. Solo gasas y vendas.

b. Solamente antisépticos.

c. Material avanzado como desfibrilador y oxigenoterapia.

d. Un listado de teléfonos de emergencia.

13. Para prevenir infecciones en una herida, se recomienda:

a. Agua oxigenada siempre.

b. Alcohol de 96º.

c. Clorhexidina o povidona yodada.

d. Agua con jabón casero.

14. La manta térmica en un botiquín sirve para:

a. Evitar hemorragias.

b. Prevenir la hipotermia.

c. Inmovilizar fracturas.

d. Contener el sangrado.

15. La responsabilidad del control del botiquín en una empresa corresponde a:

a. Cualquier trabajador.

b. La persona designada en el plan de prevención.

c. El servicio de emergencias externo.

d. El personal de limpieza.

16. El material utilizado para inmovilizar fracturas debe:

a. Ser duro y rígido.

b. Abarcar la articulación superior e inferior al hueso lesionado.

c. Presionar fuertemente para evitar la circulación.

d. Ser elástico y flexible.

17. Una herida punzante se produce por:

a. Golpe contundente.

b. Objeto alargado y puntiagudo (clavo, aguja).

c. Caída sobre superficie dura.

d. Cortes repetidos.

18. Una hemorragia venosa se caracteriza por:

a. Sangrado oscuro y continuo.

b. Salida intermitente al ritmo del pulso.

c. Sangre espumosa.

d. Pequeña cantidad de sangre.

19. El shock hipovolémico se debe a:

a. Exceso de líquidos en el cuerpo.

b. Pérdida masiva de sangre o fluidos.

c. Crisis de ansiedad.

d. Baja de azúcar en sangre.

20.Ante una mordedura de perro, la primera actuación es:

a. Lavar la herida con abundante agua y jabón.

b. Aplicar pomada antibiótica de inmediato.

c. Cerrar la herida con puntos.

d. No hacer nada y observar.

21.Una picadura de abeja requiere:

a. Exprimir el aguijón con los dedos.

b. Retirar el aguijón con cuidado y aplicar frío local.

c. Administrar antibiótico oral.

d. Mantener la zona elevada.

22.En la intoxicación por gases, la medida inicial es:

a. Darle un vaso de leche.

b. Ventilar el lugar y retirar a la víctima a un sitio seguro.

c. Administrar jarabe.

d. Aplicar un torniquete.

23.Una intoxicación por productos agrícolas puede manifestarse con:

a. Mareos, vómitos, sudoración y visión borrosa.

b. Tos leve sin otros síntomas.

c. Únicamente dolor de cabeza.

d. Picor localizado.

24.La intoxicación etílica grave puede evolucionar hacia:

a. Síncope.

b. Coma etílico.

c. Hipertensión.

d. Lipotimia.

25.La quemadura de segundo grado se caracteriza por:

    a. Piel negra y sin sensibilidad.

    b. Eritema superficial.

    c. Ampollas y dolor intenso.

    d. Afectación de músculos y huesos.

26.Una quemadura química se trata inicialmente con:

    a. Untar la piel con pomada.

    b. Lavar con abundante agua corriente.

    c. Neutralizar con otro producto químico.

    d. Tapar inmediatamente con gasas secas.

27.En un parto de urgencia, la primera fase corresponde a:

    a. Expulsión de la placenta.

    b. Contracciones finales.

    c. Expulsión del feto.

    d. Dilatación del cuello uterino.

28.El estado de shock en un parto se caracteriza por:

    a. Tensión arterial baja, palidez y sudor frío.

    b. Alegría y euforia.

    c. Fiebre alta.

    d. Contracciones intensas.

29.Una crisis convulsiva requiere como primera medida:

    a. Sujetar con fuerza al paciente.

    b. Introducir un objeto en la boca.

    c. Proteger de golpes y colocar en posición lateral tras la crisis.

    d. Darle agua fría.

30. En un infarto, el dolor torácico suele ser:

a. Pinchazo breve que desaparece con reposo.

b. Dolor abdominal difuso.

c. Dolor opresivo, intenso, que puede irradiarse al brazo o mandíbula.

d. Dolor que mejora al hacer ejercicio.

31. Una de las principales causas de PCR en niños es:

a. Infarto agudo de miocardio.

b. Arritmias ventriculares.

c. Obstrucción de la vía aérea o falta de oxígeno.

d. Exceso de ejercicio físico.

32. En lactantes, la profundidad de las compresiones torácicas debe ser de:

a. 2 cm.

b. 3 cm.

c. 4 cm (un tercio del diámetro torácico).

d. 6 cm.

33. En niños mayores, la profundidad de las compresiones es de:

a. 3 cm.

b. 5 cm (un tercio del diámetro torácico).

c. 7 cm.

d. 8 cm.

34. ¿Qué se recomienda hacer primero en la RCP pediátrica?

a. Llamar al 112.

b. Dar 5 ventilaciones de rescate iniciales.

c. Realizar 30 compresiones.

d. Colocar en posición lateral de seguridad.

35.En RCP pediátrica, si hay dos reanimadores entrenados, la secuencia de compresiones y ventilaciones es:

a. 30:2.
b. 20:5.
c. 15:2.
d. 10:2.

36.En lactantes, la técnica de compresión recomendada es:

a. Dos dedos en el centro del tórax o técnica envolvente.
b. Una mano sobre el esternón.
c. Ambas manos sobre el tórax.
d. Presión en el abdomen.

37.En niños mayores, la técnica de compresión puede realizarse:

a. Con dos dedos.
b. Con una o dos manos, según el tamaño del niño y del reanimador.
c. Solo con los pulgares.
d. Con golpes torácicos.

38.La principal diferencia entre RCP en adultos y en niños es que:

a. En adultos no se usan ventilaciones.
b. En niños no se utilizan compresiones.
c. En niños, las ventilaciones tienen mayor importancia debido a que la causa principal suele ser respiratoria.
d. En adultos la profundidad es menor.

39.Una situación en la que NO se debe iniciar RCP es:

a. Falta de respuesta y respiración.

b. Inconsciencia súbita en un adulto.

c. Colapso en un espacio público.

d. Lesiones incompatibles con la vida (decapitación, rigor mortis).

40.La RCP debe suspenderse cuando:

a. Se haya hecho más de 10 minutos sin éxito.

b. La víctima recupere signos vitales o llegue personal sanitario.

c. El reanimador esté nervioso.

d. Se agote el material del botiquín.

Solucionario

U. A. 1. Aproximación teórica a los primeros auxilios

1. c		**6.** d	
2. b		**7.** b	
3. c		**8.** c	
4. b		**9.** b	
5. a		**10.** a	

U. A. 2. Tipos de situaciones que precisan de primeros auxilios

1. c		**6.** c	
2. b		**7.** d	
3. b		**8.** b	
4. c		**9.** b	
5. a		**10.** a	

U. A. 3. RCP. Conocimiento de la maniobra en adultos y niños

1. d		**6.** c	
2. b		**7.** c	
3. c		**8.** c	
4. b		**9.** c	
5. d		**10.** d	

Bibliografía

Webgrafía

Anafilaxia: primeros auxilios

https://www.mayoclinic.org/es/first-aid/first-aid-anaphylaxis/basics/art-20056608

Conoce cómo actuar en cada situación

https://cinfasalud.cinfa.com/p/primeros-auxilios-2/

Esguince: primeros auxilios

https://www.mayoclinic.org/es/first-aid/first-aid-sprain/basics/art-20056622

Guía de primeros auxilios

https://ssprl.juntaex.es/ssprl/web/guest/guia-primeros-auxilios

Lesiones traumáticas: esguinces, luxaciones y fracturas

https://daeformacion.com/esguinces-luxaciones-fracturas/

Parto de urgencia

https://www.cun.es/chequeos-salud/embarazo/parto-urgencia

Primeros auxilios en casos de envenenamiento o intoxicación

https://medlineplus.gov/spanish/ency/article/007579.htm

Primeros auxilios. Desmayo

https://www.mayoclinic.org/es/first-aid/first-aid-fainting/basics/art-20056606

¿Qué es un politraumatismo y por qué requiere atención especializada?

https://www.fp-santagema.es/como-debe-actuar-un-tes-ante-un-paciente-con-politraumatismo/

Quemaduras: primeros auxilios

https://www.mayoclinic.org/es/first-aid/first-aid-burns/basics/art-20056649

Bibliografía

RCP básico en adultos, niños y bebés

https://www.tuasaude.com/es/rcp-basico/

Reacciones alérgicas

https://medlineplus.gov/spanish/ency/article/000005.htm

Reanimación cardiopulmonar (RCP) para principiantes: 10 consejos básicos para salvar vidas

https://www.quironsalud.com/es/comunicacion/actualidad/reanimacion-cardiopulmonar-rcp-principiantes-10-consejos-ba

Reanimación cardiopulmonar (RCP). Cómo detectar la parada cardiorespiratoria y qué debes hacer

https://www.cruzroja.es/prevencion/hogar_09.html

Reanimación cardiopulmonar en adultos vs. RCP en niños y lactantes: Diferencias clave

https://blog.medilife.es/reanimacion-cardiopulmonar/

Reanimación cardiopulmonar: primeros auxilios

https://www.mayoclinic.org/es/first-aid/first-aid-cpr/basics/art-20056600

Sangrado intenso: primeros auxilios

https://www.mayoclinic.org/es/first-aid/first-aid-severe-bleeding/basics/art-20056661